刊行にあたって

　医療安全については 医療を受ける人々やその家族 医療を提供する人々・機関 医療行政機関（地方及び国）など すべてこれを願わない人はいないでしょう。
　一方で 医療行為には一定のリスクを伴うことは周知の事実であり リスクを最小化し 医療安全を確保するためには、医療関係者はもとより 患者・住民を含む 多くの人々や 関係機関の協調性ある努力が必要であります。
　平成11年に わが国の医療への信頼を揺るがす、重大な医療事故が相次いで発生した後厚生労働省は「患者の安全を守るための医療関係者の共同行動」推進 医療安全推進室 医療安全対策検討会議 ヒューマンエラー部会及び、医薬品・医療用具等対策部会 ヒヤリ・ハット事例収集等事業 産科医療補償制度等による対策を進めてきました。
　平成17年5月には「今後の医療安全対策について（医療安全対策検討会議）」報告、平成19年には「良質な医療を提供する体制の確立を図るための医療法等の一部を改正する法律」が施行され、制度上 医療安全対策が強化されました。ここでは 都道府県 保健所を設置する市及び特別区は 医療安全支援センターを設けるよう努めなければならないことも規定されました。医療機関立入検査については すでに 平成12年に 国の機関委任事務から自治事務となっており、地域住民・患者や地域医療機関に密着した 医療安全に関する地方自治体の役割が明確になってきました。
　医療機関立入検査は 医療法第25条第1項の規定に基づき行われますが、立入検査時における法令遵守をベースラインとすると ここを起点として さまざまな可能性の展開が期待できます。
　まずは、立入検査の内容を共有することで 医療機関の自主的継続的な法令遵守のみならず、立入検査そのものの質の改善が図られます。次に 立入検査の場を地域医療の質と安全性向上のための、情報・意見交換 リスク・コミュニケーションの場とすることができます。さらに、近年重要性を増しつつある 地域健康危機管理の重要な拠点である 医療機関の態勢強化を 共に図ることもできます。
　この「医療機関立入検査必携」は 保健所長を中心とした医療・介護等安全分野研究班（地域保健総合推進事業並びに厚生労働科学研究費補助金事業）が、10年間にわたる その研究成果を引き継ぎながら 平成24年度に編集したものです。本書によって医療機関・医療行政関係者が 共に 医療機関立入検査の法令に係わる コアの部分を共有するのみならず、前述した 今後の可能性への展開も期待させてくれるものと信じております。
　平成25年3月

日本公衆衛生協会
理事長　篠崎　英夫

まえがき

　保健所では、日常の医療安全支援センター業務等において地域の医療相談を多く受けており、ここでは「医療安全」の包含する範囲は多岐にわたることを実感します。医療機関においても、医療事故防止、院内感染予防、医薬品医療機器等安全、院内保安など、多方面から日々取り組まれていることと推察します。医療安全は、医療機関、行政、患者・住民にとって共通の願いであり、目標でありますが、保健所が立入検査や医療相談を通じて感じるのは、日々の医療機関のご努力に敬意を覚えると同時に、さらに組織的対応によっていっそう改善できる点が多々あるということです。組織的対応の重要性は、医療機関に留まらず、保健所や患者・住民にとっても言えることですが、この三者のコミュニケーションはこれまで十分であったでしょうか？そこで、医療安全において、医療機関と行政の接点である医療機関立入検査をより良いコミュニケーションの場とすることと、医療機関による自主点検のツールとして活用することを、本書を通じて提案します。

　医療機関立入検査は、医療を良質かつ適切なものとする（医療法第1条の2）ため、医療法第25条第1項に基づき、都道府県知事、保健所を設置する市の市長又は特別区の区長が実施しますが、同時にまた、科学的根拠を共有しながらの医療機関と行政機関との協働作業でもあります。医療法第1条の3には、「国及び地方公共団体は、前条に規定する理念に基づき、国民に対し良質かつ適切な医療を効率的に提供する体制が確保されるよう努めなければならない。」とあり、この体制の確保のために役立つ立入検査でなくてはならないと考えます。

　本書は、「立入検査ハンドブック」及び「立入検査ハンドブック改訂版」として、全国の保健所が実施する医療機関立入検査の一助となるように作成した報告書（地域保健総合推進事業及び厚生労働科学研究費補助金事業）を基として編集しました。編集の経緯は次のとおりです。

　平成15年度地域保健総合推進事業「医療機関への立入検査と保健所機能に関する調査研究」班において「立入検査ハンドブック」が作成されました。この研究班では全国保健所長会の協力支援のもと、保健所あるいは自治体担当部局の行っている立入検査の現状と課題について検討して、立入検査の範囲、方法、指導基準などに関する全国的な標準ガイドラインの作成が検査の質の維持向上に急務と考え、「医療法第25条第1項の規定に基づく立入検査要綱」における立入検査検査表の監視項目に沿って具

体的な質問内容とそのポイントや考え方などを示しました。枠内が質問形式となっているのは、検査表の監視項目に沿っているためです。枠外にはポイントを示しました。

続く「立入検査ハンドブック改訂版」は、厚生労働科学研究費補助金「健康危機管理体制の評価指標、効果の評価に関する研究（平成18―20年度）」医療安全、医薬品医療機器等安全分担研究班において平成20年度に改訂したものです。改訂に至る5年間にわが国の保健医療を取り巻く状況は大きく変わりました。平成17年5月「厚生労働省地域保健対策検討会中間報告」では健康危機管理主要12分野中で「医療安全」、「医薬品医療機器等安全」対策が2分野として位置付けられました。その年末の医療制度改革大綱では、患者の視点に立った安全・安心で質の高い医療が受けられる体制の構築が基本的枠組みとされました。これを受けて平成19年4月に医療法一部改正となり、制度上医療安全対策が強化されて、医療機関管理者への安全確保の義務付け、医療安全支援センターの制度化、国・地方公共団体の責務が規定されました。現在、医師不足や地域医療の確保が全国で大きな課題となっています。医療の質と安全の向上を求める潮流に対して人員の不足が大きな課題となっているわけですが、このことは保健行政を取り巻く情勢にも大いに関係しており、健康危機管理においてもますます質の向上が求められる時代となってきています。この時点で、法令の改正点に主として取り組み、また、随所にコラムを配置して全体に読みやすい工夫をしました。

一方、時代の変遷と共に医療の質と安全への社会からの期待は大きくなってきており、行政機関がある日一日だけ実施する立入検査だけでなく、医療機関が自らそして継続的に自主点検を実施する必要性が増してきています。そこで、全国の保健所のみならず、医療機関にも本書を自主点検のツールとして活用いただけるようにするため、このたび「医療機関立入検査必携」編集にあたっては、平成21年3月以降の法令改正点及び新たなコラムの追加を始め、立入検査を実施する行政側のみならず、医療機関が活用しやすい工夫をしました。

医療安全は世界的な関心事であり、特に先進国では重点課題として取り組まれています。また、大災害や新興感染症アウトブレイクを始めとする医療サージの発生時における医療安全も今後の大きな課題であり、平時の医療安全はその基礎となるものと言えましょう。

法令の遵守を確実にするために、遵守し易い環境づくりをさまざまなコミュニケーションを通じて図っていただきたいと思います。医療機関内、医療機関間、保健所内、保健所と主管部局、保健所間等、コミュニケーションの幅を拡げて、このコミュニケーションを通じてさらに根拠に基づく医療安全の推進を相互に図り、ひいては、このよ

うな努力を通じて医療の質と安全の体制確保を目指していることを患者・住民にも理解していただき、医療におけるリスク・コミュニケーションを促進したいと心から願っています。

　各自治体・医療機関の現状とは必ずしも合わない記述もあるかも知れませんが、それぞれの自治体・医療機関において使いやすいものにしていただければ幸いです。

　本書においては、平成24年6月における最新の法令を記すよう、細心の注意を払って編集しましたが、それでも、もし誤謬を発見された場合には、編者までご一報をいただければ幸いです。

　参考資料としては、島根県、愛媛県、茨城県、東京都、横浜市、仙台市、堺市など先進的に取り組んでいる自治体のマニュアルや日本医療機能評価機構の病院機能評価統合版新評価項目解説集などを参考とさせていただきました。また、多数の法令に関する記述について山梨県中北保健所、茨城県つくば保健所・水戸保健所、堺市保健所、松山市保健所、埼玉県熊谷保健所、北海道稚内保健所の立入検査担当の方々に校閲いただきました、ここに厚くお礼を申し上げます。法令の解釈について相談にのっていただいた厚生労働省医政局の皆様にも感謝を申し上げます。

　結びに、本書の出版に際してご指導をいただいた一般財団法人日本公衆衛生協会会長多田羅浩三先生、同前会長　北川定謙先生、同理事長　篠崎英夫先生に心より感謝を申し上げます。

　平成24年8月

山梨県中北保健所長　古屋好美

目　　次

I．総論

1. 医療の歴史と公衆衛生 …………………………………………3
2. 立入検査の理念 …………………………………………………4
3. 立入検査とは ……………………………………………………5
4. 立入検査の根拠 …………………………………………………8
5. 医療機関による自主点検 ………………………………………9
6. 立入検査の範囲 …………………………………………………10
7. 立入検査後の指導 ………………………………………………11
8. 立入検査の効果の検証（評価） ………………………………21
9. 立入検査の結果と情報公開 ……………………………………22

II．各論

1. 医療従事者 ………………………………………………………29
    1-1　医師 ………………………………………………………29
    1-2　歯科医師 …………………………………………………31
    1-3　薬剤師 ……………………………………………………32
    1-4　看護師 ……………………………………………………33
    1-4-補　助産師 ………………………………………………33
    1-5　看護補助者 ………………………………………………34
    1-6　（管理）栄養士 …………………………………………34

2. 管理 ………………………………………………………………36
    2-1　医療法の手続き …………………………………………36
    2-2　患者収容状況 ……………………………………………37
    2-3　新生児の管理 ……………………………………………38
    2-4　医師の宿直 ………………………………………………39
    2-5　医薬品の取扱い …………………………………………40

2-6	医療機器等の清潔保持及び維持管理 ……………………………………	48
2-7	調理機械・器具の清潔保持及び維持管理 ………………………………	49
2-8	職員の健康管理 ……………………………………………………………	56
2-9	医療の情報の提供 …………………………………………………………	58
2-10	医療安全管理体制の確保 …………………………………………………	59
2-11	院内感染対策のための体制の確保 ………………………………………	66
2-12	医薬品に係る安全管理のための体制の確保 ……………………………	71
2-13	医療機器に係る安全管理のための体制の確保 …………………………	74

3. 帳票・記録 ……………………………………………………………………… 78
　3-1 　診療録の管理、保存 …………………………………………………… 78
　3-2 　助産録の管理、保存 …………………………………………………… 79
　3-3 　診療に関する諸記録の保管 …………………………………………… 80
　3-4 　病院の管理及び運営に関する諸記録の保管 ………………………… 84
　3-5 　エックス線装置等に関する記録 ……………………………………… 85
　3-6 　院内掲示 ………………………………………………………………… 85

4. 業務委託 ………………………………………………………………………… 87
　4-補 　業務委託全般 …………………………………………………………… 87
　4-1 　検体検査 ………………………………………………………………… 87
　4-2 　滅菌消毒 ………………………………………………………………… 90
　4-3 　給食管理、栄養管理体制の整備 ……………………………………… 91
　4-4 　患者等の搬送 …………………………………………………………… 94
　4-5 　医療機器の保守点検 …………………………………………………… 95
　4-6 　医療ガス供給設備の保守点検 ………………………………………… 95
　4-7 　洗濯 ……………………………………………………………………… 97
　4-8 　清掃 ……………………………………………………………………… 98
　4-9 　感染性廃棄物の処理 …………………………………………………… 99

5. 防火・防災体制 ………………………………………………………………… 109
　5-1 　防火管理者・消防計画 ………………………………………………… 109
　5-2 　防火・消火用設備の整備 ……………………………………………… 110

5-3	防災及び危害防止対策………………………………………………	111
5-4	防火・防災対策………………………………………………………	113

6. 放射線管理……………………………………………………………… 115
6-1	全般……………………………………………………………………	115
6-2	エックス線診療室……………………………………………………	122
6-3	診療用高エネルギー放射線発生装置及び診療用粒子線照射装置使用室……	129
6-4	診療用放射線照射装置使用室………………………………………	133
6-5	診療用放射線照射器具使用室………………………………………	137
6-6	放射線治療病室………………………………………………………	142
6-7	放射性同位元素装備診療機器使用室………………………………	144
6-8	診療用放射性同位元素使用室………………………………………	147
6-9	貯蔵施設………………………………………………………………	154
6-10	運搬容器………………………………………………………………	156
6-11	廃棄施設………………………………………………………………	156
6-12	事故の場合の措置……………………………………………………	162
6-13	移動型エックス線装置………………………………………………	163
6-14	MRI装置………………………………………………………………	163

Ⅲ. 様式例

Ⅲ-1	病院立入検査補助表……………………………………………………	167
Ⅲ-2	安全管理対策自主管理票………………………………………………	183
Ⅲ-3	院内感染対策自主管理票………………………………………………	199
Ⅲ-4	病院給食施設自主管理票………………………………………………	210

コラム

立入検査による強みを保健所全体で活かす …………………………………………3
立入検査の疲労感と充足感 ………………………………………………………………5
病院で働いていた医者が病院立入検査に行って感じたこと …………………………6
他の検査（医療機能評価機構の審査、精神科病院への実地指導）を見学してみた …………7
小規模病院の医療安全 …………………………………………………………………10
天つばにならないためには。。。。。………………………………………………………10
医療機関は立入検査をどう見ているか？ ……………………………………………12
どっちも"怖い人" ………………………………………………………………………12
医療機関を指導しろ、と訴える患者 …………………………………………………13
立入検査自体の評価の話 ………………………………………………………………21
立入検査が集約化されて変わったこと ………………………………………………22
立入検査結果の住民向け公表について ………………………………………………22
結果講評での院長の反論 ………………………………………………………………23
医療機関と一緒に「組織育て」をしよう！ …………………………………………23
ウエルカムといわれる立入をめざして ………………………………………………24
立入検査に役立つ心理学 ………………………………………………………………24
立入検査の時の"デジタル判断"と"アナログ判断" ………………………………25
医者にしか見せない！ …………………………………………………………………32
歯科医師と他の医師との違いは？ ……………………………………………………35
欧米の医療安全対策 ……………………………………………………………………39
コストとリスク〜ガラスの注射器〜 …………………………………………………49
給食業務従事者の検便について ………………………………………………………58
その手袋は清潔ですか？―患者が疑問を感じたとき ………………………………63
医師のインシデント報告について ……………………………………………………63
様々なインシデントレポートの形式 …………………………………………………64
インシデントレポートの適正数はあるのか？ ………………………………………64
結構ある内部告発 ………………………………………………………………………65
病棟巡視では医者に質問しよう！ ……………………………………………………65
驚いた事務職員の言葉（法令なんだから守っていて当たり前）……………………66
清掃は院内感染対策の第一歩 …………………………………………………………69

包交車がこんなところにあった ………………………………………………69
患者さんが元気だから・・・？ ……………………………………………70
「りねん」？？ ………………………………………………………………70
私も院内感染対策を改善するからあなたの生活習慣も改善しなさい、と言った院長 ……70
病院立入検査と共に行った保健所としての院内感染対策の確認 ………………70
医薬品・医療機器の安全対策 ………………………………………………73
微量採血用穿刺器具について ………………………………………………77
院外から持ち込まれた疥癬 …………………………………………………83
医療法第41条 ………………………………………………………………84
メディカル・サージを知っていますか？ …………………………………86
どうしようもないこと ………………………………………………………91
学習効果？！ ………………………………………………………………112

【執筆者グループ】

平成23-24年度厚生労働科学研究費補助金（健康安全・危機管理対策総合研究事業）「地域健康安全・危機管理システムの機能評価及び質の改善に関する研究」医療・介護等安全分野研究班

 分野研究責任者：古屋 好美（山梨県中北保健所長）
 研 究 協 力 者：石田久美子（茨城県つくば保健所長・常総保健所長（兼務））
       池田 和功（堺市北区役所北保健センター所長）
       桜山 豊夫（東京都福祉保健局技監）
       船山 和志（横浜市衛生研究所感染症疫学情報課課長）
       古畑 雅一（北海道稚内保健所長）
       東 健一（横浜市健康福祉局健康安全部医療安全課職員）
       土屋 久幸（埼玉県熊谷保健所長）

平成20年度厚生労働科学研究費補助金「健康危機管理体制の評価指標、効果の評価に関する研究」医療安全、医薬品医療機器等安全分担研究班

 研 究 分 担 者：古屋 好美（山梨県中北保健所長）
       石田久美子（茨城県つくば保健所長・常総保健所長（兼務））
 研 究 協 力 者：池田 和功（堺市北区役所北保健センター所長）
       古畑 雅一（神奈川県三崎保健福祉事務所長）
       寺本 辰之（松山市保健所長）
       田上 豊資（高知県中央東福祉保健所長）
       川島ひろ子（石川県保健環境センター技監）
       惠上 博文（山口県宇部健康福祉センター所長）
       只木 晋一（埼玉県衛生研究所薬品担当部長）
       岡本まさ子（山梨県峡東保健所長）
       中田 義隆（筑波メディカルセンター長）
       石丸 泰隆（山口県健康福祉部健康増進課主幹）
 アドバイザー：桜山 豊夫（東京都福祉保健局技監）
       佐藤 牧人（東北福祉大学健康科学部保健看護学科教授）
       大櫛 陽一（東海大学医学部基礎医学系教育情報学教授）

平成15年度地域保健総合推進事業「医療機関への立入検査と保健所機能に関する調査研究」班

 佐藤　牧人　（仙台市青葉保健所長）
 森泉　茂樹　（仙台市若林保健所長）
 桜山　豊夫　（東京都健康局参事）
 小柳　博靖　（横浜市瀬谷区福祉保健センター所長）
 池田　和功　（大阪府堺市保健所主幹）
 川島ひろ子　（石川県石川中央保健所長）
 岡田　尚久　（島根県松江保健所長）
 竹之内直人　（愛媛県宇和島中央保健所長）
 大神　貴史　（大分県佐伯保健所長）
 藤枝　　隆　（茨城県水戸保健所長）
 能登　隆元　（石川県南加賀保健所加賀地域センター所長）

I．総論

1. 医療の歴史と公衆衛生

　わが国の医療の歴史は、推古天皇の時代に創られた施薬院、療病院の時代に遡ることができると言われる。近代の医療制度は1874年に発布された「医制」にその源流を求めることができる。現在の医療制度の根幹は第2次世界大戦終結後、1948年に成立した医療法、医師法、歯科医師法、保健師助産師看護師法などによって形づくられた。

　同じく1948年に制定された日本国憲法は、第25条で
「すべて国民は健康で文化的な最低限度の生活を営む権利を有する。」
と生存権について規定し、第2項において
「国はすべての生活部面について社会福祉、社会保障及び公衆衛生の向上及び増進に努めなければならない。」
と国の責務について規定している。

　一方、医師法・歯科医師法は第1条で
「医師（歯科医師）は、医療（歯科医療）及び保健指導を掌ることによって公衆衛生の向上及び増進に寄与し、もって国民の健康な生活を確保するものとする。」
と医師・歯科医師の責務について規定している。医師（歯科医師）が医療を掌ることは、憲法も規定している公衆衛生の向上及び増進を図ることによって、国民の健康な生活を確保することを目標としたものであると考えられる。

　医学教育や看護教育のなかで、公衆衛生学の講義が他の臨床系の講義と独立して行われてきた影響もあり、ともすると公衆衛生と医療とは別分野と考える傾向もあるが、医療の問題も公衆衛生の向上及び増進にとって欠くことのできない問題である。立入検査だけでなく、地域医療計画なども含め医療を巡る諸問題は、公衆衛生の専門機関として位置づけられている保健所にとって、地域の公衆衛生の向上及び増進を図るうえで、かなり重要な業務である。

コラム　立入検査による強みを保健所全体で活かす

　近年、病院長はじめ病院幹部がマスコミの前で、医療事故の報告と謝罪をしている姿をよく見かける。深刻化する医師不足問題に加え、厳しい経営環境の中で地域完結型の医療への転換も求められている。また、マスコミやインターネットで医療情報が氾濫し、これまで静かだった患者・家族が、不安の声を大きくしている。医療機関は、こうした大きな環境変化に戸惑い、一方で、患者も医療への不信と不安を増大させている。

　そんな急増する医療行政ニーズに対し、保健所は組織をあげて取り組んでいるだろうか？立入検査の担当、健康危機管理、医療計画、感染症・精神・難病・母子等の担当。それぞれが、バラバラに日々の事業をこなすことに終始していないだろうか？

　医療における保健所の強みは日常業務を通じた医療機関との「顔の見える関係性」と行

政機関としての「公平・中立性」にある。立入検査には、解決策の見えない形式的なチェック指導ではなく、具体的に実行可能な解決策の助言を求めている。また、立入検査は、保健所にとっては医療機関との「顔が見える関係づくり」の絶好の機会でもある。その強みを生かして、健康危機管理や医療計画の推進、母子、結核感染症、精神・難病、生活習慣病対策等の日々の業務課題の解決につないでいけないか。

地域住民への医療情報の提供も大きな課題である。公平・中立的な立場、立入検査や医療相談等で得た医療情報を生かして、上手な医者のかかり方などを分かり易く提供することも保健所の重要な役割である。

2. 立入検査の理念

医療法第1条の2では医療の理念について次のように規定している。
「医療は生命の尊重と個人の尊厳の保持を旨とし、医師、歯科医師、薬剤師、看護師その他の医療の担い手と医療を受ける者との信頼関係に基づき、及び医療を受ける者の心身の状況に応じて行われるとともに、その内容は、単に治療のみならず、疾病の予防のための措置及びリハビリテーションを含む良質かつ適切なものでなければならない。」

また医療の担い手の役割としては次の規定がある。
「医師、歯科医師、薬剤師、看護師その他の医療の担い手は良質かつ適切な医療を行うよう務めなければならない。」（第1条の4）
「医師、歯科医師、薬剤師、看護師その他の医療の担い手は、医療を提供するにあたり、適切な説明を行い、医療を受ける者の理解を得るよう務めなければならない。」（第1条の4第2項）

そして医療行政における国及び地方公共団体の役割としては
「（医療の理念に基づき）国民に対し良質かつ適切な医療を効率的に提供する体制が確保されるよう努めなければならない。」（第1条の3）
と規定されている。

国及び地方公共団体は、良質かつ適切な医療を提供する体制を確保する一環として、医療機関を対象として立入検査を行っているが、医療は「医療を受ける者」に提供されるわけであるから、立入検査の目的は最終的には「医療を受ける者」＝住民（国民）に対して良質かつ適切な医療が提供されること、ひいては地域の公衆衛生の向上及び増進が図られることだと言えるであろう。直接的な対象は医療機関だが、医療機関の向こう側には住民（患者）がいることを忘れてはならない。立入検査はまさに「健康を社会全体にもたらす為の」公衆衛生の一環として行われているのである。

(参考) 公衆衛生の理念

　公衆衛生の目的は、健康を社会全体にもたらす為の疾病予防、生命の延長、肉体的・精神的能率の増進をはかることであり、その性格は多くの専門分科の有機的チーム・ワークによる総合的・体系的なものである。その方法としてはあらゆる科学的技術の実践による。責任は国または地方公共団体等にあり、その主体は公衆が、公衆の為に、公衆によって行うものである。人道主義がその精神的基盤となり、衛生教育至上主義を伝統とする。（橋本正巳、1955）

3. 立入検査とは

　医療法第25条第1項では
「都道府県知事、保健所を設置する市の市長又は特別区の区長は、必要があると認めるときは、病院、診療所若しくは助産所の開設者又は管理者に対し、必要な報告を命じ、又は当該職員に、病院、診療所若しくは助産所に立ち入り、その有する人員若しくは清潔保持の状況、構造設備若しくは診療録、助産録その他の帳簿書類その他の物件を検査させることができる。」
と報告の徴収と立入検査について規定している。また第2項では診療録などの提出を命ずることができる旨の規定があり、第3項、第4項では特定機能病院に対する厚生労働大臣の権限について同様の規定がある。これを受けて第26条第1項では、
「第25条第1項及び第3項に規定する当該職員の職権を行わせるために、厚生労働大臣、都道府県知事、保健所を設置する市の市長又は特別区の区長は、厚生労働省、都道府県、保健所を設置する市又は特別区の職員のうちから、医療監視員を命ずるものとする。」
としている。

コラム　立入検査の疲労感と充足感

　保健所長として病院の立入検査業務に10数年間携わった。約300回以上様々な病院を訪れたことになる。

　振り返ってみると初めの2,3年は、それまでの臨床経験を頼りに、先輩保健所長のまねをして検査に臨んだが、廃棄物処理など病院管理の多様さや法令指導基準の解釈の難しさなどで、何とか無難に業務をこなそうとしていた状態であった。検査の指標らしきものはなく、指導内容が年ごとあるいは職員によって異なるという病院側のクレイムもあったりして、行政機関として各専門職員の考え方や意見を熟知し統一して臨んでいたかはあまり自信がなかった。

　その後勤めを重ねるにつれて、結核、ノロウイルス、肝炎そしてClostridium difficile

などの院内感染（疑い）事例などを経験し、感染症を専門とする大学教授の院内感染防止指導ラウンドに同行したり、透析医療の進歩を知るために現場を職員に見学させたりもした。また医療事故の相談や報告などの情報も病院から少しずつ入るようになり医療機関の安全配慮の仕組みと努力の方向が見えてくるようになった。さらに全国保健所長会の研修会や資料などによる情報提供が徐々に充実するようになり、国の医療安全や院内感染防止対策など重点を置くべきポイントが定まってきて、ようやく検査や指導を行うコツが見えてきた。

　保健所の立入検査に関わる業務能力を充実させていくには、当たり前であろうが、まず職員間のコミュニケーションを重ね役割分担を明確にし、毎年の新たな情報や通知などの変更点を押さえ、チェック表の準備などをして職員レベルの平準化を図るなど内向きの努力が求められる。またいざというときに本音で相談してもらえるためにも、普段からの医療機関との信頼関係が最も重要であり、所長の果たす役割は大きい。保健所による医療監視は通常年に一日で終わるが、病院は一年365日医療安全や院内感染防止対策に日夜努力している。立入検査の日だけでなく、日々の研鑽なくして病院の運営はなりたたない。保健所もメリハリの利いた検査と指導を行わないと医療機関側の目も厳しくなる。医療機関の状況にもよるが、その努力に敬意を払った上で、評価すべき内容については保健所として学び取り、地域の医療機関に再発信させてもらうこともある。

　立入検査は多数の職種が存在する保健所の専門性を発揮する場である。以前勤めていた保健所では毎年の定期立入検査シーズンが終わる頃には疲労感と充足感が漂い、御苦労さん会を開いた。立入検査は保健所職員の協働と融和の源であった。

コラム　病院で働いていた医者が病院立入検査に行って感じたこと

　私は一昨年まで小児科医として市中病院の勤務医をしておりましたが、保健所の医師に転身し、立入検査で多くの病院に伺うと、色々なことを感じます。

　そもそも自分が以前医療安全や医療法に関心があったかというと、これが恥ずかしくなるくらい全然！でした。私の指示があいまいで、ある薬の内服がスキップになってしまった時、看護師さんから「先生もインシデントレポート書いてくださいね。」、と言われ、「分かりましたよ」とは言ったものの「なんで俺も書かなくちゃいけないんだ。」くらいに思っていました。今思うとダメダメですね。特にこのような場合は、指示の大もとが自分なのですから、自分が書かなくては根本原因が見つからずに終わってしまう可能性だってあります。

　その他の医療法の分野となるとこれ以上に関心がなく、「年に1回来て、ゾロゾロ院内を歩き回る背広の人たち」が何をしているかなど気にもとめませんでした。

　ただ、このような認識は、病院に勤める医師の側としては決して珍しいものではないと

思います。
　今では医療法にも多少関心を持ち、立入検査で医療安全について指導する側には回りましたが、「病院側の人間」だったときの気持ちも念頭において、検査に臨む必要があると感じます。

コラム　他の検査（医療機能評価機構の審査、精神科病院への実地指導）を見学してみた

　医療法に基づく立入検査をしていると、時々病院の人から、「今度、医療機能評価機構の審査があります。今回はその予行演習と思って頑張ります。」とか、「先日、精神科病院実地指導が終わったばかりです。」などと言われることがあります。そこで、以前から気になっていたそれらの審査、検査を病院側のご厚意で見学させていただいたことがありました。
　医療機能評価機構の審査は、複数日行われたうち、1日しか見学しなかったので部分的にしか分かりませんが、意外と医療法に関する内容は尋ねないのだなあという感想です。何でも、以前は聞いていたそうですが、最近は、医療法の立入検査と同じことを聞いてもしょうがない、とのことで、あまり聞かなくなったそうです。また、実際の病棟巡視では、審査をする人によって聞いたり話したりする内容が結構異なるなあと感じました。医療機関側の話では、病棟で指摘されたことを一生懸命改善したのに、最終的な結果の文章には一言も載っていなくてがっかりしたこともあったそうです。病棟巡視の際のこちらの何気ない一言でも、病院側は大変重く受け止めてくださるのだと、我々も気が引き締まりました。
　精神科病院への実地指導では、まさに患者さんの人権保護という意識が強く、かなり我々の医療法に基づく立入検査と違っていました。例えば、医療法の立入検査だと、患者さんの物品が本来清潔であるべきリネン庫などにあるとゾーニングの徹底ということで指導しますが、実地指導ではちゃんと個人のものが管理されているかどうかに重点が置かれます。医療法の立入検査と実地指導で指導内容が相反するというような事態が起きないか心配になりました。行政の検査が個々に行われているのはそれなりに意義のあることとは思いますが、もう少し連携するべきだと感じました。（連携を十分に図ること、という通知も出ています。）ただ、医療法に基づく立入検査だけで大変なボリュームがあるので、実地指導も一緒に行う場合、対応する病院側のスタッフもより多く必要となり、かなり時間がかかってしまうことも考えられるので、どのような形で行うのが良いのか悩ましいところです。

4. 立入検査の根拠

　立入検査は医療法第25条第1項を根拠として行われ、第26条で規定されている医療監視員がその職務を行う。医療監視員について法に定めるもののほか、必要な事項は医療法施行規則第41条、第42条に定められている。

　日本国憲法第35条では「正当な理由に基づいて発せられ、且つ捜索する場所及び押収する物を明示する令状」がなければ、「何人も、その住居、書類及び所持品について、侵入、捜索及び押収を受けることのない権利」を犯すことはできないといわゆる令状主義について規定しているが、医療法に基づく立入検査については、この規定の適用外にあると解されている。憲法第35条の規定は違法な犯罪捜査から国民の基本的人権を守るための規定であるのに対し、医療法の規定は国民に良質かつ適切な医療を提供する体制を確保するためのものであり、犯罪捜査を目的としたものではないからである。

　医療法第6条の8第4項に「第1項の規定による権限は、犯罪捜査のために認められたものと解釈してはならない」とあり、医療法第25条第5項に「第6条の8第3項の規定は第1項及び第3項の立入検査について、同条第4項の規定は前各項の権限について、準用する」と規定されており、立入検査をする当該職員（医療監視員）は、その身分を示す証票（医療監視員証）を携帯し、関係者から請求があるときは提示するよう義務付けられている。

　立入検査は良質かつ適切な医療を提供する体制の確保を目的として行われるものであり、いやしくも犯罪捜査であるかのような印象を関係者に与えることのないよう注意しなければならない。

　立入検査の際に携帯する「医療監視員証」は厳格には医療法には規定されていない。立入検査のときに携帯するのは、医療法25条第5項に規定されている「身分を示す証票」を受けて、医療法施行規則の第40条および別記様式第2に定められた「医療法第25条の規定による当該職員の証」である。医療法第26条で医療監視員について規定しているので、上記の「当該職員の証」とは別に（各自治体の判断で）「医療監視員証」を発行することは可能である。この場合、この「医療監視員証」が医療法25条の5でいう「身分を示す証票」になるかどうかは微妙なところである。なるという解釈もあり得るものの、施行規則に「当該職員の証」の様式も定められていることから、あえて疑義のあることをする必要はないと考えられる。逆に医療法第25条に基づいて「当該職員の証」が発行されていれば、それと別に（医療法第26条に基づく）「医療監視員証」を発行する必要はないであろう。

　医療法施行規則第41条では医療監視員の資格について「医療に関する法規及び病院、診療所又は助産所の管理について相当の知識を有するものでなければならない。」と定められている。現実には細かな資格基準があるわけではないが、医療法の趣旨を念頭において担当する職員も研鑽に努めていただきたいものである。

また保健所長は医療監視員を統括・指揮する立場にあり、医師たる保健所長は当然のことながら院内感染予防策や医療事故防止対策のみならず、医療法規や病院管理にについて相応の知識を持っている必要がある。

5. 医療機関による自主点検

　2000年4月に立入検査が自治事務とされたが、それ以前、機関委任事務として行われていた時代の厚生省通知による「医療監視要綱」では立入検査について
　「医療法第25条の規定に基づく立入検査等により、病院が医療法その他の法令により規定された人員及び構造設備を有し、かつ、適正な管理を行っているか否かについて検査することにより、病院を科学的で、かつ、適正な医療を行う場にふさわしいものとすることを目的とする。」
とされていた。もとより定例の立入検査だけで、病院を科学的で適正な医療を行う場にふさわしいものとすることが可能であるはずもなく、むしろ各医療機関の平素の努力が重要である。その努力を促すことも立入検査の目的である。定例の立入検査を、第三者的な外部からの視点によるチェックとして位置づけ、各病院が立入検査を機会に病院各部門の運営について自主的に点検し、日常的に良質かつ適切な医療の提供を心がけることが重要である。

　病院の自主努力として、財団法人日本医療機能評価機構が行っている「病院機能評価」を受審する試みも行われている。評価機構の「病院機能評価」も第三者評価のひとつとして位置づけられるが、経費の問題もあり、その受審はあくまでも任意である。一方、医療法に基づく立入検査は法に基づいて行われており、その性格を異にする。医療法に基づく立入検査が、人員や構造設備面を中心に、主に適正な管理が行われているかどうかについてチェックしてきたのに対し、「病院機能評価」では病院組織の運営と地域における役割、患者の権利と安全確保、療養環境と患者サービス、診療の質の確保、看護の適切な提供、病院運営管理の合理性など、ある程度診療内容にまで踏み込んで審査が行われている。

　立入検査においても、医療事故防止、院内感染予防など、診療内容と関連をもつ部分も増えてきているとはいうものの、伝統的に「診療の自由」が根底にあるわが国の医療制度のもとで、法的な強制力をもつ立入検査が、診療内容に踏み込むことには、なお検討が必要であろう。今後医療法に基づく立入検査と、評価機構による「病院機能評価」がそれぞれの特質を活かして、医療を受ける側＝住民（患者さん）により適切な医療が提供されるために利用されていくことが期待される。

6. 立入検査の範囲

　医療法に基づく立入検査であるので、医療法に規定された人員、構造設備などについて対象となるのは当然である。また病院を適切に管理していくうえで、密接な関連のある事項については、医療法以外の法令の規定のあるものも当然検査の対象となる。例としては医師法、保健師助産師看護師法などの医療従事者の身分法や、薬事法などの医療関連法、労働安全衛生法、消防法などがあげられよう。

　「診療の自由」の原則があり、基本的には診療内容に踏み込むことは慎重であるべきだが、病院を科学的で、適切な医療を行う場にふさわしいものとするために、あるいは良質かつ適切な医療を提供する体制を確保するために必要と考えられれば、診療内容についても立入検査の際に質問し、医療機関側とディスカッションする場面もあり得るであろう。医療事故防止、院内感染予防対策などの問題がこれに該当すると思われる。

コラム　小規模病院の医療安全

　小規模の病院（特に家族経営の病院）では、院長先生の姿勢が良くも悪くも強烈に反映しやすいものです。医療安全に熱心な院長の病院では、病院をあげて取り組むため改善策の周知徹底が、それこそ本当に「文化」といえるほどに浸透します。逆に医療安全に全く関心の無い院長の病院では、安全担当の看護師が何かを変えようと思っても、バリアが想像以上に高く、なかなか変えられないということもよくあるようです。「良質の医療をとどけるには医療安全への取り組みが必須である。」ということを、立入検査の際に訴えたりすることもあるのですが、立入で指導したからといってすぐに院長先生の個性が変わるわけではないので、古くて新しい、難しい問題です。

コラム　天つばにならないためには。。。。。

　ある日の午後、地域のA病院の看護部長さんから電話がかかってきた。「所長さん、先日はありがとうございました。おかげさまで院長の許可がおりました。」一週間ほど前に立入検査に行った病院では、現場の職員達がある問題に気づき何とかしたいと考えていたが、院長の許可がもらえず困っていたのである。この看護部長さんは保健所長を使うのがとてもうまい。毎年立入検査が近くなると私のところに電話をかけてくる。「今年は何に困っているの？」こちらも慣れたものである。看護部長の望みが妥当なものであれば、立入検査の当日保健所の意見として、講評等のなかで院長等幹部にそれを指摘して改善を求める。平素あまり保健所に協力的でないような医療機関でも、立入検査の看板のもとで言

われると、無視するわけにはいかず、かなりの確率で改善がみられる。
　このような現実を毎年みていると、立入検査の力の大きさとそれゆえの怖さを同時に感ずる。大きな力を秘めた道具（権限）を持たされたとき、その力の大きさに酔いしれて、暴走すると大変なことになる。通常の立入検査は、権限を利用して相手をとっちめるのが本来の目的ではなく、医療機関がよくなるために行政が支援をする場である。このスタンスを貫くためにも、医療機関に求めるだけではなく、それ以上に自分たちの業務遂行能力を高め続ける必要がある。
　ところで今ふっと思ったのだが、全国の保健所で、立入検査の職員研修や精度管理を毎年きちんと実施しているところがどれだけあるのだろうか？　自分のところのことを考えると｡｡｡｡｡｡｡｡｡？！　なんだか天つばになりそうなので、この辺で筆を置きますではなくて、ワープロの手を止めます｡｡｡｡｡｡｡！

7. 立入検査後の指導

　医療法施行規則第42条では立入検査後「構造設備の改善、管理等について必要な事項の指導を行うものとする」と規定されているが、医療機関への指導の内容や基準について明瞭な規定があるわけではない。
　医療法第24条には清潔を欠くときや、構造設備が法の規定に違反しているあるいは衛生上有害もしくは保安上危険なときに、使用の制限・禁止や修繕・改築を命令できる旨の規定がある。また医療法第28条には管理者の変更命令、第29条には開設許可の取消・閉鎖の規定がある。（医療法人については第64条、第65条、第66条に業務の停止や設立認可の取消が規定されている。）これらの命令は行政処分になるので、弁明聴取などそれなりの手続きが必要となる。
　立入検査後、すぐに構造設備や管理などについて行政処分として「命令」する必要がある場合はまれであろうから、まずは「指導」するということになる。立入検査を担当する職員によって指導の内容が大きく食い違うことのないようにしなければならないが、立入検査は自治事務であるから、指導の基準などについても各自治体の判断で決めることになる。
　改善の指導が必要な場合、不適当な事項の重大性によって指導項目に重みづけを行うのもひとつの方法である。立入検査指摘・指導基準例を別表に示す。
　この別表はある自治体の基準を参考に改編したものであるが、指導項目を「文書指導」と「口頭指導」に大別し、「文書指導」を不適正な事項の内容によって、「保健所長指摘」、「担当課長指摘」、「担当課長指導」の3項目に分類している。重大性による分類であるから、指導項目の表現については「ランクA、ランクB、ランクC」でも「局長指摘、部長指摘、課長指摘」でも各自治体によって適切な表現を選択することが可能である。

別表の「立入検査指摘・指導基準（例）」にある「文書指導」に該当しない比較的軽微な事項は「口頭指導」とする。
　「口頭指導」の基準は特に記載していないが、「担当課長指導」事項よりもさらに軽微であるが、一応は改善を指導すべきと考えられる事項が該当する。

> **コラム**　医療機関は立入検査をどう見ているか？
>
> 　医療機関の立入検査は、ともすると保健所側からの一方的なものになりがちだが、実は医療機関は立入検査をどのように捉えているのだろうか？立入検査と保健所機能に関する調査研究班により平成14年度に実施された調査によると、医療機関は立入検査を概ね有用であると感じており、半数以上は立入検査を「負担とは思わない」と答えていた。今後助言・指導が必要と思われる分野は、「他の医療機関で行われている良い取り組みについての情報」(72.2％)、「医療事故防止対策」(47.2％)、「院内感染対策」(38.0％)という回答が多く、現場ですぐに役立つ情報や医療事故対応など現在課題となっていることについての情報を必要としているようであった。また、指導に関して不適切と感じている点は、「同一項目で検査年度や調査員によって異なる」(39.4％)、「法にのみ基づき病院の事情があまり考慮されない」(35.6％)、「指導するのみで、改善策について全くアドバイスをもらえないことがある」(20.4％)などがあげられており、実施者として反省すべき点である。医療機関が立入検査を好意的に受け止め、広範囲にわたって保健所の指導を期待していることについては嬉しい限りであり、保健所はこの期待にこたえるべくレベルアップを図っていきたいものである。
> 資料：平成14年度地域保健総合推進事業　立入検査と保健所機能に関する調査研究報告書
> 　　　（平成15年3月）より

> **コラム**　どっちも"怖い人"
>
> 　以前、ある有床診療所に同僚の看護師さんが検査に出かけた後、「実に態度の怖い院長で、こちらのお願いもなかなか聞き入れてもらえなかった。」と報告がありました。後日、全く医療安全とは関係ないお酒の席で、たまたまその院長先生と同席した際、「医療安全課の方ですか、この前大変怖い女性の方が検査にいらっしゃって、ものすごく怖かったです。」とおっしゃいました。確かにその看護師さんは胆の座ったところもあり、しみじみと怖かったと言う、見た目は強面の院長先生の気持ちも少しわかる気がしました。当日の検査の状況が目に映るようでした。実際は、その院長先生も看護師さんも大変やさしい良い方なので、もっとうまくコミュニケーションが取れればよかったのになあと思いました。指導内容だけでなく、より良いコミュニケーションの取り方も重要だと感じました。これ

もリスクコミュニケーションですね。

コラム　医療機関を指導しろ、と訴える患者

　私が勤める保健所でも医療安全支援センターの業務として医療安全相談窓口を開設しており、私も週1～2回、相談担当をしております。

　しばしばこのような相談があります。「○○病院でこんなケシカラン対応をされた。そちらは行政なのだから、立ち入って指導してほしい。」しかし、窓口としての指導権限はないため、できないと返答することが多いのも現実です。医療機関への情報提供はできるので、原則として相談者が氏名等を出すことに同意した場合に、相談者の意向をお伝えしています。

　それでも、医療法から明らかに逸脱しているなどの根拠があり、その信憑性がある（相談者が名前を出していたり、その他具体的な内容であったりする場合など）と判断できる場合には、立入の担当部署に情報提供し、立入検査を検討してもらうこともあります。

　医療安全支援センターは病院と患者の双方から中立な立場で、円滑な医療従事者―患者関係を推進・支援するためにある組織ですが、相談者からは「なぜ指導してくれないのか。」医師からは「なぜこんなことくらいで電話をかけてくるのか。」と言われ、立場の難しさを痛感することもしばしばです。

(別表)

立入検査指摘・指導基準(例)

1) 医療従事者数

項　目	保健所長指摘	担当課長指摘	担当課長指導
医師	充足率70%未満。	充足率70%以上80%未満。	充足率80%以上100%未満。
歯科医師	充足率70%未満。	充足率70%以上80%未満。	充足率80%以上100%未満。
看護師	充足率70%未満。	充足率70%以上80%未満。	充足率80%以上100%未満。
助産師(産科系)		助産師不在。	
薬剤師	充足率70%未満。	充足率70%以上80%未満。	充足率80%以上100%未満。
栄養士(100床以上)		栄養士不在。	
管理栄養士(特定機能病院)		管理栄養士不在。	
看護補助者	充足率70%未満。	充足率70%以上80%未満。	充足率80%以上100%未満。

2) 診療看護関係

項　目	保健所長指摘	担当課長指摘	担当課長指導
看護師勤務体制	無資格者のみの当直。	夜間巡回未実施等勤務体制を再検討する必要がある。	その他改善すべき事項が見られる。
医師当直	医師当直なし。		
看護師確保対策推進者			未設置。
病棟日誌・各科診療日誌	病棟日誌なし。各科診療日誌なし。	記載事項の不備。整理保存の不備。	その他改善すべき事項が見られる。
診療録	診療録なし、又は診療事項の大半が記載されておらず診療として用をなさない。	保存の不備。記載事項の不備。	その他改善すべき事項が見られる。医師の記名なし。

項　目	保健所長指摘	担当課長指摘	担当課長指導
看護記録・指示処置簿		看護記録なし。保存の不備。記載事項に不備が多く記録として用をなさない。	その他改善すべき事項が見られる。
助産録	助産記録なし、又は記載事項の大半が記入されておらず助産録として用をなさない。	保存の不備。記載事項の不備。	その他改善すべき事項が見られる。
手術記録		手術記録なし、又は記載事項に不備が多く記録として用をなさない。保存の不備。	その他改善すべき事項が見られる。
新生児管理		必要な看護体制の不備。	識別方法の不備。避難体制の不備。
感染防止措置		院内感染防止対策委員会の未設置、院内感染防止マニュアル未作成など、院内感染の防止について検討する必要があると認められる。	
無資格者の処置	常時実施していると認められる。	臨時に実施したと認められる。	
超過収容（一般病院）	恒常的な超過収容が行われている。超過となった事由にやむを得ない事情が認められず、かつ超過状況が著しい。	一時的に収容率が100％を超えたと認められる。	
超過収容（精神病院）	恒常的に超過収容がある。一時的であっても収容率が110％を超える。	一時的な超過収容で収容率が100％を超え110％未満である。	
病室定床の超過収容	病室定床の超過収容が認められる。	超過収容がある。	
病室外への患者収容	病室外への患者収容が著しい。	超過収容がある。	

3）管理関係

項　目	保健所長指摘	担当課長指摘	担当課長指導
消防関係	消防計画未策定、消防設備点検整備未実施、避難・消火訓練未実施等が複合し、災害対策に重大な瑕疵が認められる。	消防計画未策定。消防設備点検整備未実施。避難・消火訓練未実施。	消防計画が現状に不適。消防設備点検整備が不十分。避難訓練・消火訓練回数不足等。
防災及び危害防止対策	自家用電気工作物・昇降機・自家用発電機・医療機器・医療ガス保守点検・冷却塔の維持管理等の未実施が複合し、危害防止対策に重大な瑕疵が認められる。	自家用電気工作物・昇降機・自家用発電機・医療機器・医療ガス保守点検・冷却塔の維持管理等の未実施が複合し、危害防止対策のあり方を再検討する必要がある。	自家用電気工作物・昇降機・自家用発電機・医療機器・医療ガス保守点検・冷却塔の維持管理等に軽微な支障が認められる。
給水施設	水槽清掃未実施・水質検査未実施等が複合し安全な飲料水の供給に重大な瑕疵が認められる。	水槽清掃未実施。水質検査未実施。水質検査により飲用不適と判定され対策をとっていない。	指定機関検査未実施、又はその他使用上の支障が認められる。
排水施設		水質検査、保守点検・清掃未実施が複合し、浄化槽・汚泥処理槽の管理不適と認められる。	その他使用上の支障が認められる。
害虫駆除等		鼠族昆虫駆除未実施。	鼠族昆虫駆除実施方法が不適である。
廃棄物処理	特別管理産業廃棄物管理責任者未選任、感染性廃棄物の取扱い及び処理方法不適、その他廃棄物処理方法不適等が複合し廃棄物処理について重大な瑕疵が認められる。	特別管理産業廃棄物管理責任者未選任。	特別管理産業廃棄物管理責任者未届。契約書なし。処理業者の許可書未確認。マニフェスト未使用。
業務委託（検体検査・滅菌消毒・患者給食・患者搬送・医療機器・医療ガス保守点検・洗濯業務・清掃業務）		各業務を通じて、契約書が委託基準を満たしておらず、適正な業務の委託について重大な瑕疵があると認められる。	契約書なし。

項　目	保健所長指摘	担当課長指摘	担当課長指導
健康診断	未実施。	個人票未作成、項目・回数不足、受診率が低い等、改善すべき事項があった場合に状況を考慮して判断する。	
労働関係		就業規則なし。就業規則の内容と現状が大幅に相違。	就業規則の未届出、又は周知の未実施。
病院日誌		病院日誌及びそれに類するものがない。	記載事項の不備、保存が不適当。

4）給食関係

項　目	保健所長指摘	担当課長指摘	担当課長指導
献立表		献立表未作成。	献立表に改善すべき事項がある。
食事箋		記録なし。	医師の指示が不明確。
検査用保存食		検査用保存食なし。	その他改善すべき事項がある。
厨房職員の健康管理		検便未実施等健康管理について重大な瑕疵が認められる。	検便回数不足等その他不備が認められる。
検食			未実施。

5）検査関係

項　目	保健所長指摘	担当課長指摘	担当課長指導
生理学的検査	無資格者による生理学的検査が常時実施されている。	無資格者による生理学的検査が臨時的に実施されている。委託実施している。	その他不備が認められる。

6）薬剤関係

項　目	保健所長指摘	担当課長指摘	担当課長指導
処方箋	処方箋あるいはこれに類するものがない。	記載事項に不備が多い。	記載事項に改善すべき事項がある。
麻薬処方箋		記載事項に不備が多い。麻薬処方箋未発行。	記載事項に改善すべき事項がある。
無資格者による調剤	常時実施が明白である。	臨時的に行われている。	

7) 放射線関係

項　目	保健所長指摘	担当課長指摘	担当課長指導
診療用放射線機器届出		重大な無届変更。	軽易な無届変更。
無資格者の照射	常時実施が明白である。	臨時的に行われている。	
照射録	照射録なし、又は記載事項の大半が記入されておらず照射録として用をなさない。	保存や記載事項に不備がある。	その他改善すべき事項が見られる。
放射線障害防止及び従事者等被曝対策	フィルムバッジ等による被ばく線量の未測定、漏えい線量当量測定未実施、防護不十分等が複合し、安全性について重大な瑕疵が認められる。	フィルムバッジ等による被ばく線量の未測定。漏えい線量当量測定未実施。	その他改善すべき事項が見られる。

8) 医療安全管理体制整備

項　目	保健所長指摘	担当課長指摘	担当課長指導
安全管理体制（特定機能病院・臨床研修指定病院）	安全確保のための指針未整備・安全管理委員会未設置・安全管理のための職員研修未実施・安全確保を目的とした改善方策なし等が複合し、安全管理体制について検討する必要があると認められる。	安全管理のための指針未整備。安全管理委員会未設置。安全管理のための職員研修未実施。安全確保のための改善方策なし。安全管理者未設置。安全管理部門未設置。患者相談窓口未設置。	安全管理のための指針の内容が不十分。安全管理委員会が設置基準を満たさず。安全管理のための職員研修の内容が不十分。安全確保のための改善方策の内容が不十分。安全管理者の配置基準を満たさず。安全管理部門の内容が不十分。患者相談窓口が設置基準を満たさず。

9) 構造設備等

項　目	保健所長指摘	担当課長指摘	担当課長指導
医薬品管理		麻薬の管理・取扱が不適正。 向精神薬の管理・取扱が不適正。 毒薬の保存場所の施錠ができない。 毒劇薬の区分・表示・取扱が不適正。	その他改善すべき事項がある。
用途表示 定床表示			表示不良。
法定施設			
臨床検査室			必要な設備がない。防火対策不適。 その他改善すべき事項がある。
調剤所	調剤所なし。	冷暗所なし。	必要な設備・器具なし。 採光・換気設備不良。 クリーンゾーン確保なし。
給食施設	給食施設なし。 病毒伝染の恐れがあるなど安全な給食の供給に重大な瑕疵が認められる。	衛生状態不良。 食器消毒不良。 専用便所・手洗い設備なし。	その他改善すべき事項がある。
暖房設備			暖房設備なし、又は使用不能。
病棟・病室の構造	採光面積、床面積、天井の高さ等の基準を満たしていない、換気設備の不良等が複合し、患者の収容・治療について重大な瑕疵が認められる。	採光面積、床面積、天井の高さ等の基準を満たしていない。 換気設備の不良。	ナースコール不備。 室内管理不良。
診察室・処置室	診療科の専用診察処置室の不備、兼用できない診療科の診察室・処置室の兼用等が複合し、患者の診療について重大な瑕疵が認められる。	診療科の専用診察室・処置室の不備。 兼用できない診療科の診察室・処置室の兼用。	室内管理不良。
手術室	必要な手術室なし。	使用不能。 クリーンゾーンが確保されていない。	その他改善すべき事項がある。

項　目	保健所長指摘	担当課長指摘	担当課長指導
分娩室・新生児室	必要な分娩室・新生児室なし。 クリーンゾーン確保、暖房、給湯、沐浴室等の不備が複合し、出産及び新生児の管理について重大な瑕疵が認められる。	クリーンゾーン確保の不備。 沐浴室なし。	暖房なし。 給湯なし。
エックス線室	必要なエックス線室なし。 管理区域未設定。 防護なし。	防護不備。	管理区域の標識なし。 使用中表示不良。 患者・従事者の注意事項なし。 暖房設備なし。
歯科技工室		防塵・防火設備なし。	防塵・防火設備不良。
廊下管理			廊下管理不良。
無許可変更 無許可使用	無許可変更多数。	病室等の患者利用施設での無許可変更及び使用。	軽易な無許可変更。
違反広告	状況により判断。		
院内掲示			院内掲示不備。

指摘・指導基準の考え方

指摘事項の根拠		指摘区分
医療法、医師法、診療放射線技師法、保健師助産師看護師法等		保健所長指摘、担当課長指摘、担当課長指導。
その他の法令。 診療報酬・3基準等福祉部局の指導。	患者、地域住民に大きな影響のある事項。	
^	その他の事項。	担当課長指摘、担当課長指導。

立入検査結果への対応

1　改善報告書の提出
　　立入検査の結果、不適合事項を確認したときは、不適合項目、根拠法令、不適合内容を文書で指示し、改善計画を記した改善状況報告書を提出させ、その改善状況を把握する。

2　医療従事者に関する報告
　　医療従事者について、保健所長指摘がある病院については、改善状況報告書とは別に、毎月、医療従事者に関する報告書を提出させ、その充足状況を把握する。

3　重点立入検査
　　保健所長指摘が2つ以上ある病院については、翌年度、重点的に立入検査を行う。ただし、2つ以上ある保健所長指摘が医療従事者についてのみである場合は、他の指摘内容により方針を決定する。

4　特別立入検査
　　医療従事者の充足状況が、医師、看護師ともに80％以下の病院については、改善指示後、適当な時期に再度立入検査を行い、改善状況を確認する。

8. 立入検査の効果の検証（評価）

　いかなる事業でも必要なことであるが、立入検査についてもその事業効果について評価を行うべきであろう。何をもって立入検査の事業効果とするかは難しいものがある。究極的には「健康を社会全体にもたらす」ことに寄与できたかどうかということになろうが、他の公衆衛生事業と同様に指標化が困難なことが多い。短期的には立入検査時の指導内容が地域のなかでどう変化していくかなどが事業効果として考えられる。定例的な立入検査は通常年に1回実施するのみであるが、経年的に事業効果を分析していく必要がある。

　また立入検査は保健所が地域の医療情報を把握できる機会とも捉えられる。医療資源などの情報を得ることによって、地域の保健・医療の計画を作成する際にも大いに参考となると考えられる。

　立入検査を行って、医療機関を指導するだけに留まらず、地域の保健・医療施策に資するべく、各地域で立入検査の結果を評価・検証する努力も必要である。

> **コラム**　立入検査自体の評価の話
>
> 　皆さんの自治体では立入検査の評価をどのように実施していますか。我々の自治体では市内140程の病院を、3チームで手分けして立入検査を実施していますが、検査の終了した年度末に、それぞれのチームの指導実施内容を集計しています。そこで、統計学的に検定し、チーム間で指導数に偏りのあった項目について、その原因と来年度の対策を全員で話し合う検討会を毎年実施しています。実施した初年度は、結構チーム間で偏りのある指導項目が多かったものの、現在では指導基準を明確化し、ほとんど偏りは見られなくなりました。また、市内中核病院の医療安全管理者が集まる会議の場を借りてフォーカスグループインタビューを実施し、行政の立入検査で感じている内容を把握するとともに、その結果を立入検査の改善に役立てました。ただ、どのような評価方法がより良いのかについては、現在も常に悩ましいところです。
>
> 　と言っても、立入の精度管理は重要なことで、効果が上がることは確かですので、これを読んで「よし、ウチの自治体でもやってみよう！」と思っていただいた方、まずは早速、EXCELを開いてみてください。
>
> 　（簡単な χ 二乗分析や分散分析くらいでしたらEXCELさんもやってくれます。スグレモノです）。

> **コラム** 立入検査が集約化されて変わったこと
>
> 　以前、私の勤務する自治体では、各保健所で病院の立入検査をしていました。20近くある保健所ごとでしたので、一つの保健所が担当する病院数はそれほど多くなく、検査内容がうろ覚えになるころにまた次の年の検査が始まるという感じでした。また、保健所の健診に病院から医師をお願いしていることも多く、なかなか病院に対してものを言うというのも大変だなあという印象がありました。現在では本庁の1部署に立ち入り検査業務が集約され、そこのスタッフが100以上の病院を検査しています。その結果、スタッフはほぼ1年中検査をしていることになり、スタッフの知識、経験値は増え、専門的な検査が行えるようになり、検査の精度はかなり上がりました。また、病院とのしがらみもだいぶ少なくなりました。その反面、以前それぞれの保健所と病院で行われていたような、地域の話や、感染症の届出など、医療法以外のこまごまとした大切な話は少なくなった気がします。

9. 立入検査の結果と情報公開

　従来個別の医療機関の立入検査の結果については公表を控えてきた自治体が多い。病院のプライバシーでもあり、また不当な競争を招来する恐れがあるなどがその理由である。情報公開法や情報公開条例が整備されるなかで、立入検査の結果についての情報公開についても検討しておかなければならない。一部の自治体では既に立入検査の結果について公開した自治体もある。情報開示請求が行われたときに、全面的に開示していくのか、一部非開示にするのか、各自治体の判断に委ねられているが、情報公開が進んでいく中で、立入検査の対象となる医療機関に対して、今後開示される可能性も大きくなっていくことは伝えておく必要があろう。

> **コラム** 立入検査結果の住民向け公表について
>
> 　皆さんの自治体では立入検査の結果を住民向けに公表していますか。私の所属する自治体では、メインと思われる項目について、内容を住民向けに分かりやすく解説したものを毎年公表しています。立入検査は医療機関と行政との間の関係であり、公表するべきではないという意見もあります。医療機関の欠点をただ挙げるだけの公表は良くないと思います。ただ、立入検査はどういうもので、医療機関はどのような努力をしていて、年々こう改善されていますよ、と公表することは、住民が安心して管内の医療機関を受診できる材料になるのではないかと考えています。なお、公表は当然医療機関への説明、同意を得て行っています。

> コラム　結果講評での院長の反論

　立入検査で書類調査、院内巡視も終了し、最後に院長先生もそろって、結果講評をしていました。
　その時は、指導数がやや多く、講評にも時間がかかっていました。黙って聞いていた院長が、最後に「我々だって頑張ってやっているのに、なんでここはダメだ、あそこはダメだ、とダメなところばかりを指摘するのだ。がんばって改善しているところをほめてくれてもいいのではないか？」と、やや声を荒げてお話になりました。その場は「立入検査は医療法に基づいているので・・・」と立入の根拠などをお話し、何とかご納得いただきました。確かに医療法には「良いところはホメましょう。」などとは当然書いていないのですが、よく出来ているところは評価するということが、今後の医療安全への病院のモチベーションを高めていただく意味でも必要なのではないか、と、ちょっと考えさせられた出来事でした。

> コラム　医療機関と一緒に「組織育て」をしよう！

　ある日、管内の老人福祉施設へ仕事で出かけた。「やあーいらっしゃい！」といって現れたのは思いがけない方だった。やり手として有名だった地元A市の元総務部長さんである。退職後第二の人生を老人福祉施設長として、現役時代と同様にがんばっておられるのだ。大切な用件も終わり四方山話になったころ「実は今だから言いますが、私が組合立のM病院に管理局長として出向していた時、毎年の立入検査時の所長さんのご挨拶を一言も漏らすまいと、一生懸命聞いていましたよ。」という話が飛び出した。「（長いこと保健所長をやっているけど、今までこんなことを言われたことが無い！）どうしてですか？」「所長さんのご挨拶は単なる紋切り型のものではなく、いつも地域におけるうちの病院の役割や目指すべき方向をはっきりと示してくれました。おかげで管理局長として、病院の将来を考えるうえで非常に参考になりました。」
　この話に出てきた病院は管内基幹病院の一つで、この病院のレベルが地域医療レベルを左右するので私はいつも多くを期待していた。それゆえ立入検査時に、他の医療機関には求めないことまでここにはあえて求めた。はじめの挨拶や終わりの講評のときに、居並ぶ病院幹部達を前に、なぜそこまで求めるのかという理由をはじめ、地域住民の代弁者としてこの病院にどうなって欲しいか毎回いろいろと話させてもらっていた。
　この挨拶のせいとは全く思ってはいないが、この病院は職員一同の非常な努力で、年々設備も質も充実し続けて、現在では地域との関係を大切にする、全国でも珍しい黒字の自治体病院として住民の絶大な信頼を得ている。このように絶え間なく成長し続ける医療機関は、毎年立入検査をしてその変化をみるのがとても楽しみである。あたかも一人の人間

がりっぱに成長する過程をみせてもらっているような気がする。
　組織もある意味生き物である。人間と同様に育て方により、いかようにもなる可能性を秘めている。それならば普段からはもちろんのこと、この立入検査を上手に利用して、保健所と医療機関の共同作業で、地域が望む医療が提供できるような能力をもてるように、子育てならぬ「組織育て」をやりたいものである。

コラム　ウエルカムといわれる立入をめざして

　当県では有床診療所の立入は2年に1度と決められている。ある日、内科診療所の立入に行った。ここは有床といってもわずか2床で、しかも実際には使用されておらずほとんど物置の状態である。「先生、ベッドを使っていないなら無くされたらいかがですか？　有床だとこのように保健所が立入するので、うれしくないでしょう？　（実は保健所も仕事を減らすことができ助かるのだが。。。。。）」「いえいえとんでもないです所長さん。保健所さんに来てもらうことで、うちはとても助かっております。」「えっ、本当ですか？（無理してお世辞をいっているのでは。。。。？）　どんな点がお役にたっていますか？」「大きな病院と違い、うちみたいな小さい診療所では最新の情報が十分に入らず、時代の流れから取り残されてしまいます。前回の立入の時も感染症対策のことをたくさん教えてもらい、とても助かりました。今回もお気づきのことがあれば、どんどん指摘して下さい。それに、こうして保健所の方々と時々顔を合わせていると、何かあったときに保健所に相談しやすくなります。」お世辞半分と考えてもうれしいお言葉である。このように保健所の立入を上手に利用されている医療機関もあるのだ。もっとも、保健所にとっても、地域の先生方と現場で顔を合わせてゆっくり話すことで、互いの距離を縮めることができる。
　立入はかつて「医療監視」とよばれていたが、監視としてではなく公衆衛生のツールとして使えば、かなり大きな効果をうみだすことのできる貴重な手段の一つである。今後も保健所の仕事として絶対に手放したくない業務の一つであるので、さらなる質の向上を図らなければならない。さもなければ、お客（医療機関）のほうからノーサンキューと言われることになりかねない。

コラム　立入検査に役立つ心理学

　平成18年に、全国の医療機関を対象に、「病院における医療安全と保健所との連携に関するアンケート」を行いました。保健所の立入検査に関しては、医療安全や院内感染防止対策に役立つと回答した病院が多かったのですが、中にはきびしい意見もありました。正しいことを言っていても、結果的に誤解を与えてしまう場合もあると思います。そこで、

医療安全担当者と医療機関の職員のコミュニケーションを円滑に行うために役立つ心理学的理論を2つ紹介させていただきます。

立入検査の際、病棟で一次洗浄を行っていたりするなど、高いリスクの存在を発見し、病院側に伝える際、上から目線での指導ではなく、リスクの分析と対策を院内で検討するきっかけと受け止めていただければ、効果的な立入検査と言えます。これらの心理学的原則に沿って、指摘理由、エビデンス、そして他の病院での工夫例の紹介などができれば、まず理解されると思います。

1. グライスの協調の原則
これは、コミュニケーションの鉄則です。
・量の原則
　必要な量の情報を発話に盛り込むこと
　必要以上の情報を発話に盛り込まないこと
・質の原則
　間違っていると思う事や十分な証拠のない事を言わないこと
・関連性の原則
　関連のあることを話すこと
・方法の原則
　はっきりしない表現は避けること
　解釈が分かれるような言い方はしないこと
　簡潔に話すこと
　順序よく話すこと

2. リアクタンス理論
　高圧的な説得を受けると、人は自分の自由が迫害されたと感じる。その結果、自由を取り戻そうとする行動として、説得方向とは逆の方向に態度を変える。

コラム　立入検査の時の"デジタル判断"と"アナログ判断"

医療機関の立入検査を行う際の基本的な対応は、医療法などの関連法令に違反はないかを確認し、違反があった場合は改善するよう指導することです。法令違反かどうかの結論は、イエスかノーですので、ここでは"デジタル判断"と名づけます。指摘の根拠は何法の何条違反と説明すれば、納得せざるを得ません。

指摘する際、それを法律で定めている理由やそのまま放置した場合の問題点についても説明すると、理解を深め、関連する違反も防止できます。

たとえば、医薬用外劇物の保管場所の表示方法が「毒物及び劇物取締法」で定められています。法律の遵守の指導だけではなく、「火事などの緊急事態が発生した時に消防隊が入った際、まず毒劇物を安全な場所に退避させてから消火活動などを開始するので、適切な表示が必要である。表示がなく見つけられないと、二次災害が発生し、消防士や避難中の者が被害を受ける可能性がある。」と説明すれば、理解が容易となります。

　一方、医療事故防止や院内感染対策については、法令で具体的な対応までは決めていません。リスクマネジメントが改善の基本ですから、指摘は、リスクの高さに基づくことになります。リスクはもちろんゼロリスクからハイリスクまで連続的に存在しますので、こちらは"アナログ判断"です。

　保健所側としては、これ以上のリスクは要改善とか、これ以下は大丈夫とは言い切れないわけです。たとえ使用済み注射針容器を使用していなくても、直ちに事故が起きるとは限りません。また、新たな経費が発生する可能性もあります。導入するか否かは、医療機関自身が、リスクの高さとコストバランスなどを勘案し導入を決めるべき事です。アナログ判断は、保健所側と医療機関側でボルテージが異なります。したがって、改善を強く求めると摩擦になりかねません。保健所が高いリスクの存在に気付いた時は、医療機関が気付く機会としてアドバイスをすれば、全体的なリスクの低減につながる可能性があります。その際は、論文などのエビデンスを示すことができれば、より理解が深まります。そのためには最新情報の積極的な収集が必要です。手術室の出入り口の粘着マットの様に、その時代のエビデンスにより現れては消え、消えては現れるものもあるからです。

　使用済み注射針容器を使用していない病院で、「消毒液の空きプラボトルにバイオハザードマークと注意事項を貼って使えば、経費節減になる」と言ったら喜ばれたことがあります。もちろん、中身が一杯になる前に、容器ごと感染性廃棄物収納容器に捨てるように言う事は忘れませんでした。これは、デジタル判断、アナログ判断、そしてコスト意識の複合例の紹介でした。

Ⅱ．各論

1. 医療従事者

1-1　医師

質問1-1　医師の員数が患者数に応じた標準数を充足しているか。
　　　　（医療法第21条）　　　　　　　　　　　　　　　　（はい・いいえ）

ポイント
1) 医師標準数算出の基礎となる1日平均患者数の算出根拠を確認する。施設表の患者数について、算出根拠となるデータ及び説明を確認する。必要に応じて、病院報告との照合や、病院日誌・各科診療日誌・看護日誌など患者数を明らかにする書類と抽出による突合を行う。また、病院を休止した期間の有無、外来全体を休診とした日の有無を確認して、実診療日数を確定する。
2) 患者数について、医療法施行規則第19条第5項では、「第一項及び第二項の入院患者、外来患者及び取扱処方せんの数は、前年度の平均値とする。ただし、新規開設又は再開の場合は、推定数による。」となっている。一方、医療法第25条第1項の規定に基づく立入検査要綱（平成22年4月）では、「1日平均外来患者数」の欄には、年度間の外来患者延数を実外来診療日数で除した数を記入する（小数点第2位以下を切り捨て小数点第1位まで）となっており、より直近の1年間の実態を確認することとなっている。また、一日平均患者数の計算における診療日数は、入院患者数については、通常の年は365日であり、外来患者数については、実外来診療日数とし、各科別の年間の外来診療日数で除すのではなく、病院の実外来診療日数で除すこととなっている（別紙　常勤医師等の取扱いについて）。

注：医療従事者数の算定について、平均患者数を、法に従って前年度の平均でとっているところと、要綱にしたがって立入直近の1年間の平均（年度間）を取っているところがあるようです。これは、全国的にまだ統一されていないと推測します。前者は法を重んじる考え方、後者は実態を重んじる考え方です。立入検査はあくまで検査であって、即許認可につながるものではないので、必ずしも法に縛られる必要はなく、また、自治事務なので都道府県等の裁量の範囲と考えられます。

3) 医師標準数を立入検査要綱の検査基準に従って算出する。
4) 施設表記載の常勤医の数を確認する。
　　病院側に虚偽報告の意図がある場合は実態の把握が容易ではなく、以下のような様々な方法で慎重に確認する必要がある。
　① 勤務状況を職員名簿、出勤簿、タイムカードで確認する。ただし、医師の場合、タイムカードは勿論、出勤簿もないことは珍しくなく、また出勤簿はあっても記

載が実態を反映していない場合も多いことに注意する。
② 定期健康診断の受診状況を参考にする。ただし、そもそも医師には健康診断を受診しない者が少なくないという状況を認識しておく。
③ 賃金台帳により確認する。医師に見合った、また勤務状況に見合った給与が支払われているかどうかは勤務実態を知るための有力な判断材料。健康保険証加入台帳や通勤手当の支給なども常勤の判断の根拠になることがある。
④ 厚生局への保険医としての届けで確認できることがある。
⑤ 各医師が記載したカルテ・処方箋の存在を確認する。常勤医であれば、診療のなんらかの証拠があるはずである。
⑥ 立入検査当日に病院で直接医師の所在を確認する。また医局にロッカーや白衣があるかを調べる方法もあるが、これらの手法の適応には慎重であるべき。

5) 施設表記載の非常勤医師の常勤換算が適切か確認する。
① 常勤医師とは病院で定めた医師の勤務時間の全てを勤務する者をいい、それ以外は非常勤医師とする。ただし、病院で定めた医師の一週間の勤務時間が32時間未満の場合は、32時間以上勤務している医師を常勤医師とし、その他は非常勤医師として常勤換算する。
② 常勤医師の場合と同様に、様々なアプローチで勤務実態の把握に努める。
③ 常勤換算は1週間の当該病院の通常の勤務時間により換算計算する。通常勤務時間が40時間であれば実際の勤務時間を40で除す（ただし1週間の通常の勤務時間が32時間未満の場合は、換算分母は32とする）。
④ 勤務サイクルが月単位または隔週である場合は、4または2で除す。
⑤ 非常勤医師の当直勤務の場合、換算分母は病院で定めた1週間の通常の勤務時間の2倍とする。
⑥ 検査日現在、当該病院に勤務していない者で、長期にわたって勤務していない者（3ヶ月を超える者。予定者を含む。）については、理由の如何を問わず医師数の算定には加えない。

　　ただし、労働基準法（昭和22年法律第49号。以下「労働基準法」という。）で取得が認められている産前・産後休業（産前6週間・産後8週間・計14週間）並びに育児休業、介護休業等育児又は家族介護を行う労働者の福祉に関する法律（平成3年法律第76号）等（以下「育児・介護休業法等」という。）で取得が認められている育児休業及び介護休業を取得している者については、長期にわたって勤務しない者には該当しない取り扱いとする。

　　なお、当該医師が労働基準法で定める期間以上に産前・産後休業を取得する場合には、取得する（予定を含む。）休業期間から労働基準法で取得が認められている産前・産後休業の期間を除いた期間が3ヶ月を超えるときに長期にわたって勤務しない者に該当するものとする。

6) 当直（非常勤）医師が臨床研修医でないことを確認する。

① 診療に従事しようとする医師は、2年以上、医学を履修する課程をおく大学に付属する病院又は厚生労働大臣の指定する病院において、臨床研修を受けなければならない。
② 臨床研修を受けている医師は、臨床研修に専念し、その資質の向上を図るように努めなければならない。
③ 平成16年度以降に医師免許を取得した者について、医師免許証とともに臨床研修修了証を確認する方法はあるが、医療機関が必ずしも、臨床研修修了証を備えているわけではない。

1-2　歯科医師

質問1-2　歯科医師の員数が患者数に応じた標準数を充足しているか。
　　　　（医療法第21条）　　　　　　　　　　　　　　　　　　　（はい・いいえ）

ポイント
1) 歯科医師標準数算出の基礎となる1日平均患者数の算出根拠を確認する。施設表の患者数について、算出根拠となるデータ及び説明を確認する。必要に応じて、病院報告との照合や、病院日誌・各科診療日誌・看護日誌など患者数を明らかにする書類と抽出による突合を行う。
2) 患者数について、医療法施行規則第19条第5項では、「第一項及び第二項の入院患者、外来患者及び取扱処方せんの数は、前年度の平均値とする。ただし、新規開設又は再開の場合は、推定数による。」となっている。
　一方、医療法第25条第1項の規定に基づく立入検査要綱（平成22年4月）では、「1日平均外来患者数」の欄には、年度間の外来患者延数を実外来診療日数で除した数を記入する（小数点第2位以下を切り捨て小数点第1位まで）となっており、より直近の1年間の実態を確認することとなっている。また、一日平均患者数の計算における診療日数は、入院患者数については、通常の年は365日であり、外来患者数については、実外来診療日数とし、各科別の年間の外来診療日数で除すのではなく、病院の実外来診療日数で除すこととなっている（別紙　常勤医師等の取扱いについて）。
3) 歯科医師標準数を立入検査要綱の検査基準に従って算出する。歯科医師の場合、外来患者にかかる必要数の基準は曖昧で、「1日当たりの外来患者数概ね20人に対し、歯科医師1人」とされ、病院の実状に応じた員数でよいと規定されている。また、この基準を下回ったとしても必ずしも指摘事項とするものではない。
4) 施設表記載の常勤医の数を確認する。
　確認は医師数の項で挙げたような様々な方法により行う。
5) 施設表記載の非常勤医師の常勤換算が適切か確認する。

> **コラム** 医者にしか見せない！
>
> 　ある診療所に行ったときのこと。「あの事務員は何をしているんだ！」とすごい剣幕で、院長先生が怒りだしました。事情を聞いてみると、「事務員ごときが、うちのベテランの看護師に意見するとは何事だ。」と。監視員は、間違ったことを言ってるわけではないのですが、病院の実情を加味せず、一方的に指導していたようです。院長の怒りは収まらず、「今日は、先生にだけには、院内を案内してやる。」とのことで、院長と2人で院内を巡視する羽目に。事務職が、院内感染など医療に関連することを指導する際に、まれにこういうことが起きます。できれば、医療に関することは医療職が指導したほうがいいと思いますが、事務職だけで実施するときには、医療機関の事情について事前に知っておいたほうがいいですね。

1-3　薬剤師

> 質問1-3　薬剤師の員数が患者数に応じた標準数を充足しているか。
> 　　　　（医療法第21条）　　　　　　　　　　　　　　　　　　（はい・いいえ）

ポイント
1) 薬剤師標準数算出の基礎となる1日平均患者数の算出根拠を確認する。
　　施設表の患者数について、算出根拠となるデータ及び説明を確認する。必要に応じて、病院報告との照合や、病院日誌・各科診療日誌・看護日誌など患者数を明らかにする書類と抽出による突合を行う。
2) 1日平均の外来取り扱い処方箋数の算出根拠を確認する。
　　必要に応じて特定月の処方箋を抽出するなど、帳票類に基づき確認を行う。なお外来患者にかかる取り扱い処方箋枚数の算定において、院外処方箋の数は含まれないので注意する。
3) 薬剤師標準数を立入検査要綱の検査基準に従って算出する。
4) 施設表記載の薬剤師の数を確認する。
　　確認には医師数の項で挙げたような様々な方法により行う。なお法では病院または常勤医師が3人以上勤務する診療所は、専属の薬剤師を置かねばならないとされている（医療法第18条）。
5) 施設表記載の非常勤薬剤師の常勤換算が適切か確認する。
6) 非常勤薬剤師の常勤換算については、長期にわたって勤務していない者（3ヶ月を超える者。予定者を含む。）については、理由の如何を問わず薬剤師数の算定には加えない。また、産前・産後休業を取得している者については、医師の場合と同様とする。

1-4　看護師

質問1-4　看護師および准看護師が患者数に応じた標準数を充足しているか。 　　　　（医療法第21条）　　　　　　　　　　　　　　　　（はい・いいえ）

ポイント
1) 看護師および准看護師の標準数算出の基礎となる1日平均患者数の算出根拠を確認する。
　　確認は医師数などの項で示した方法に準ずる。また、病院を休止した期間の有無、外来全体を休診とした日の有無を確認して、実診療日数を確定する。
2) 看護師および准看護師の標準数を検査要綱の検査基準に従って算出する。
3) 施設表記載の常勤の看護師（准看護師を含む）の数を確認する。
　　確認は職員名簿、出勤簿、タイムカード、病院が保管する看護師免許証、場合によっては賃金台帳などにより行う。看護師数が膨大な場合は、常勤看護師を中心に確認する。
4) 施設表記載の非常勤看護師（准看護師を含む）の常勤換算が適切か確認する。
5) 看護師を人材派遣会社などからの派遣により勤務させることは、「労働者派遣事業の適正な運営の確保及び派遣労働者の就業条件の整備等に関する法律」に違反することになるので注意が必要。
　　ただし、紹介予定派遣の場合には、労働者派遣を行うことが可能となっている。
　　（平成16年3月31日付け医政発第0331010号、職発第0331012号、老発第0331008号）
6) 非常勤看護師の常勤換算については、長期にわたって勤務していない者（3ヶ月を超える者。予定者を含む。）については、理由の如何を問わず看護師数の算定には加えない。また、産前・産後休業を取得している者については、医師の場合と同様とする。

1-4-補　助産師

質問1-4-補　助産師がいて必要な看護師数のうちの適当数を占めているか。 　　　　（医療法第21条）　　　　　　　　　　　　　　　　（はい・いいえ）

ポイント
1) 病院で産婦人科または産科を標榜している場合は、必要な看護師数のうち適当数を助産師とすることとされている。
2) 適当数については、産婦人科または産科の入院患者がいる場合に1人以上としている。

3）非常勤助産師のみの場合、分娩件数等の事情を踏まえ、支障ない人員配置となっているか、緊急時の対応をどうするか等、確認する。

1-5　看護補助者

質問1-5　看護補助者が患者数に応じた標準数を充足しているか。
　　　（医療法第21条）　　　　　　　　　　　　　　　（はい・いいえ）

ポイント
1) 看護補助者の標準数算出の基礎となる1日平均患者数の算出根拠を確認する。
確認は医師数などの項で示した方法に準ずる。
2) 看護補助者の標準数を立入検査要綱の検査基準に従って算出する。
3) 施設表記載の常勤の看護補助者の数を確認する。
確認は看護師数等の場合に準ずる。なお、看護師または准看護師を、病院の事情により看護補助者として算定することは差し支えないが、同一人が看護師と看護補助者の両者に算定されることは認められないので注意する。
4) 非常勤看護補助者の常勤換算については、長期にわたって勤務していない者（3ヶ月を超える者。予定者を含む。）については、理由の如何を問わず看護補助者数の算定には加えない。また、産前・産後休業を取得している者については、医師の場合とする。

1-6　（管理）栄養士

質問1-6　栄養士が必要数を充足しているか。
　　　（医療法第21条）　　　　　　　　　　　　　　　（はい・いいえ）

ポイント
1) 病床数100床以上の病院では1人必要（特定機能病院では管理栄養士）。
2) 患者への食事の提供を業務委託している場合でも、100床以上の病院では1人必要。
3) 施設表記載の常勤の（管理）栄養士の数を確認する。
施設表記載の非常勤（管理）栄養士の常勤換算が適切か確認する。
4) 非常勤（管理）栄養士の常勤換算については、長期にわたって勤務していない者（3ヶ月を超える者。予定者を含む。）については、理由の如何を問わず（管理）栄養士の算定には加えない。また、産前・産後休業を取得している者については、医師の場合と同様とする。

> **コラム** 歯科医師と他の医師との違いは？

「保健所長さんに質問があります。」
今まで黙ってニコニコして話を聴いていた院長先生が突然話し始めた。とある大病院の立入検査巡回終了後、所長の講評を終えて、保健所側と病院側とで自由に意見交換を始めた時である。
　ここは院長とさしの対話であり保健所長としても、病院や保健所職員の面前でしっかりとした議論を展開するよう気を張らねばならぬ場面である。
「歯科医師数が不足しているというが、どうしてなのか？うちの病院は1.8名いることになるが、外来よりも手術を主体にした歯科医療を行なっている。術前術後の管理には麻酔科医や外科系の医師も携わっている。むしろしっかりとした医療体制をとっているのではないかと思っています。医師必要数を数えるときに内科、外科とかに分けないのに、どうして歯科医師だけは別立てに数えるのか？」
　不足とはっきり指摘したわけではないが、院長の反論は一理ある、もっともな話である。おそらく医師法、歯科医師法と別々の法律に基づいた資格なので独立して数えているのであろうが、診療現場の感覚とは確かにずれている気がする。専門が分化している病院ではむしろ診療科ごとの医師の必要数の評価のほうが大切な場合もありそうである。
「歯科医師の場合、必要数の基準は曖昧で、『1日当たりの外来患者数概ね20人に対し、歯科医師1人』とされ、病院の実状に応じた員数でよいと規定されています。入院と外来の患者数を合わせて評価した場合にやや不足する可能性はないかと先ほど話を触れましたが、院長先生の今のお話で病院の状況はよく分かりました。」
　やはり病院の実情に沿った解釈や対応が必要と思い、話を引き取った。薬剤師数などの評価も業務の実情によりかなり左右される。帰路、よくよく考えさせられた。

2. 管理

2-1 医療法の手続き

質問2-1-1　医療法第21条から第23条までの規定及びこれらに基づく医療法施行規則の規定により基準が定められている構造設備については、医療法の使用許可を受けているか。（病院、有床診療所）
　　　　　（医療法第27条）　　　　　　　　　　　　　　　（はい・いいえ）

質問2-1-2　医療法の開設許可事項、届出事項の変更は届出がなされているか。
　　　　　（医療法施行令第4条、第4条の2）　　　　　　　（はい・いいえ）

質問2-1-3　医療法の開設許可事項の変更許可を受けているか。
　　　　　（医療法第7条）　　　　　　　　　　　　　　　　（はい・いいえ）

質問2-1-4　地域医療支援病院又は特定機能病院の承認を受けているか。
　　　　　（医療法第4条、第4条の2、第22条、第22条の2）　（はい・いいえ）

質問2-1-5　診療用放射線機器の届出はなされているか。
　　　　　（医療法施行規則第24～29条）　　　　　　　　　（はい・いいえ）

ポイント
1) ア）変更許可を受けずに構造を変更していないか。
　　イ）使用許可を受けずに施設を使用していないか。
　　　（使用許可の対象としない施設；職員の厚生施設、管理部門、教育施設等）
2) 開設許可事項、届出事項、変更許可事項、使用許可事項等について事前に書類で確認しておく。
3) 病院の玄関等での看板及び院内の表示によって、病院名、開設者と管理者の氏名、診療に従事する医師・歯科医師の氏名、診療標榜に変更がないか確認する。
4) 構造設備の変更については、都道府県知事の変更の許可を得ているか確認する。
5) 院内巡視の際に、事前に準備しておいた最新の許可図面と見比べながら、巡視を行う。
6) エックス線装置の届出事項
　① 病院又は診療所の名称及び所在地
　② X線装置の製作者、型式及び台数

③ 高電圧発生装置の定格出力
④ X線障害防止に関する構造設備及び予防措置の概要
⑤ X線従事診療に従事する医師、歯科医師、診療放射線技師の氏名及びX線診療の経歴

2-2　患者収容状況

質問2-2-1　各病室に定員を超えた数の患者を入院させていないか。
　　　　　（医療法施行規則第10条第1項第1号）　　　　　（はい・いいえ）

質問2-2-2　病室でない場所（処置室、予備室等）に入院させていないか。
　　　　　（医療法施行規則第10条第1項第2号）　　　　　（はい・いいえ）

質問2-2-3　精神病患者又は感染症患者を精神病室、感染症病室以外の病室に入院させていないか。
　　　　　（医療法施行規則第10条第1項第3号）　　　　　（はい・いいえ）

質問2-2-4　病毒感染の危険のある患者からの感染を防止するために適当な処置（部屋、寝具、食器などの消毒等）を講じているか。
　　　　　（医療法施行規則第10条第1項第4～6号）　　　（はい・いいえ）

質問2-2-5　診療用放射線照射装置若しくは診療用放射線照射器具を持続的に体内に挿入して治療を受けている患者又は診療用放射性同位元素若しくは陽電子断層撮影診療用放射性同位元素により治療を受けている患者を放射線治療病室以外の病室に入院させていないか。
　　　　　（医療法施行規則第30条の15第1項）　　　　　（はい・いいえ）

ポイント
1) 病院日誌、病棟日誌または業務日誌等で入院・外来患者数等を確認する。
2) 院内巡視の際に、病室入口の名札、病室内のベッド数を数えることで確認できる。また、各病室の入院状況を確認する。
　　個人情報保護のため、病室入口に名札を設置していない場合は、詰所内の名札で確認する。
3) 男女同室にしていないか確認する。

2-3　新生児の管理

質問2-3-1　分娩室及び新生児の入浴施設を有しているか。
　　　　　（医療法第21条第1項第10号）　　　　　　　　（はい・いいえ）

質問2-3-2　適当数の助産師が配置され、管理体制、看護体制が十分であるか。
　　　　　（医療法施行規則第19条）　　　　　　　　　　（はい・いいえ）

質問2-3-3　ネームタグを使うなどして、新生児の識別を確実にする方法をとっているか。
　　　　　（医療施設における新生児の取り扱いについて（昭和42年8月7日付け医発第980号））　　　　　　　　　　　　　　　　　　　　　　（はい・いいえ）

質問2-3-4　新生児の収容（場所）は避難しやすい適切な場所か。
　　　　　　　　　　　　　　　　　　　　　　　　　　　（はい・いいえ）

質問2-3-5　避難器具の設置場所と使用方法が患者及び職員に周知されているか。
　　　　　　　　　　　　　　　　　　　　　　　　　　　（はい・いいえ）

ポイント
1) 入浴施設は、専用が望ましいが、分娩室等と適宜仕切られるような構造であってもよい。
2) 最低1名以上の助産師が配置されているか確認する。
3) 夜間の看護体制についても確認する。
4) 乳幼児等で自力では避難することが困難な患者は、できる限り低い階に収容することとし、止むを得ず高い階に収容する場合には非常時に際しどの職員がどのような避難経路や方法により患者を避難救出するかを消防計画で明確に定めておくなど特別の配慮をしているか確認する。
　（医療施設における防火・防災対策要綱の制定について（昭和63年2月6日付け健政発第56号））
5) 乳幼児連れ去り事件発生のリスクを低減する措置を講じているか。
　（平成18年9月25日付け医政発第0925001号　厚生労働省医政局総務課長通知）

2-4 医師の宿直

質問2-4　病院に医師を宿直させているか。	
（医療法第16条）	（はい・いいえ）

ポイント
1) ただし、病院に勤務する医師がその病院に隣接した場所に居住する場合において、病院所在地の都道府県知事の許可を受けた場合は、この限りでない。
2) 「医療法第16条但書の解釈について」（昭和30年2月9日付け医収第62号）
　医業を行う病院における医師の宿直は、緊急治療に支障を来さないために行われるものであるから、医療法第16条但書による許可は、病院に勤務する医師の居住する場所が事実上当該病院の敷地と同一であると認められる場合にのみ与えられるべきであって、単に医師が近距離に居住しており連絡が容易であること等の程度をもって足りるものではない。
3) 当直日誌、タイムカード等で当直状況を確認する。
4) 病院に医師が必ずいるように、宿直医師と日勤医師の引き継ぎが適切に行われているかタイムカード等で確認する。
5) 医師引継ぎ時間に空白が生じている場合は、医療法第16条違反により指導とする。

> **コラム**　欧米の医療安全対策
>
> 　2005年には、WHO Draft Guidelines for Adverse Event Reporting and Learning Systemsが示され、医療安全は全世界的な課題であることが確認されました。米国にはわが国の保健所のような組織がありません。医療安全対策はすべて医療機関の責任にかかっており、州衛生局による査定や罰則は厳しいようです。また、米国の医療過誤訴訟件数並びに賠償金支払額、損害賠償保険料は多大であり、医師の早期引退や転職も稀ではありません。訴訟社会は、医療への不信が高まるばかりでなく経済的損失も著しくなる恐れが大きいと言えます。一方で、米国や英国では情報公開が進んでいることもよく知られています。
>
> 　米国の連邦政府による"Patient Safety and Quality Improvement Act (PSQIA) of 2005"をご存知でしょうか。2005年に制定されたこの法律によって、医師、病院、その他の医療専門職等が自発的に医療過誤に関する情報"patient safety work product" (PSWP) をpatient safety organizations (PSOs) へ報告できる守秘的報告体制が確立されました。PSOsは、公的機関でも民間機関でも連邦政府のDepartment of Health and Human Services (HHS) の定める規定に合えばHHSの認証を受けられます。このPSWPデータを分析して医療安全対策改善のための方策へとつなぐことができます。患者情報は

また、"the Health Insurance Portability and Accountability Act of 1996（HIPAA)"
によっても守られます。PSOsは、PSWPを分析して提供者に還元し、また、個人識別の
できないデータとして連邦政府のHHSのデータベースにリンクすることができます。HHS
はthe Agency for Healthcare Research and Quality（AHRQ）を通じて、医療過誤を
減らしてpatient safetyを増す方法について報告をします。さて、この法律の効果はどう
なるのでしょうか。

　私達は欧米を始め、海外の医療安全対策にも目を向けたいと思います。

2-5　医薬品の取扱い

　病院内の調剤所は、薬事法上の「薬局」に該当しないが、医療法施行規則第14条において、「病院又は診療所の管理者はその病院又は診療所に存する医薬品及び用具につき薬事法の規定に違反しないよう必要な注意をしなければならない」と規定されており、医薬品の管理にあたっては、薬事法の規定が準拠されることとなっている。

2-5-1　毒薬又は劇薬の区別と施錠管理

質問2-5-1-1　毒薬又は劇薬を他の薬剤と区別して保管しているか。
　　　　　　　（薬事法第48条第1項）　　　　　　　　　　　　　（はい・いいえ）

質問2-5-1-2　毒薬は鍵のかかる場所で保管しているか。
　　　　　　　（薬事法第48条第2項）　　　　　　　　　　　　　（はい・いいえ）

質問2-5-1-3　毒薬の受け払い簿を作成し、定期的に数量を確認する等適正に保管
　　　　　　　管理しているか。
　　　　　　　（医薬発第418号（平成13年4月23日）「毒薬等の適正な保管管理等の徹底に
　　　　　　　ついて」）　　　　　　　　　　　　　　　　　　　（はい・いいえ）

ポイント
1）調剤所だけでなく、詰所、救急カート内も確認する。

2-5-2　毒薬又は劇薬の表示

質問2-5-2　毒薬は黒地に白枠白字をもってその品名及び「毒」の文字の記載、劇
　　　　　　薬については、白地に赤枠赤字をもってその品名及び「劇」の文字を記
　　　　　　載されているか。
　　　　　　（薬事法第44条第1項および第2項）　　　　　　　　（はい・いいえ）

ポイント
1) 医薬品のパッケージの表示をそのまま利用すると適切に表示できる。

2-5-3 その他の医薬品等の管理

質問2-5-3-1　医薬品を他の物と区別して貯蔵、陳列しているか。
　　　　　　　（薬事法第57条の2準拠）　　　　　　　　　　　　　（はい・いいえ）

質問2-5-3-2　医薬品及びその容器が清潔に保たれているか。
　　　　　　　（医療法第20条、薬局等構造設備規則（厚生労働省令）第1条第1号準拠）
　　　　　　　　　　　　　　　　　　　　　　　　　　　　　　　　（はい・いいえ）

質問2-5-3-3　冷暗所保存が必要な医薬品等の保管は適正になされているか。
　　　　　　　（薬局等構造設備規則（厚生労働省令）第1条第6号準拠）　（はい・いいえ）

質問2-5-3-4　医薬品の数量、使用期限および破損の有無等の確認をしているか。
　　　　　　　　　　　　　　　　　　　　　　　　　　　　　　　　（はい・いいえ）

質問2-5-3-5　引火の恐れのある薬品（アルコール類等）等は不燃物の保管庫に保管するか、火気使用箇所（ストーブなど）と離して保管されているなど、適正に保管されているか。　　　　　　　　　　　（はい・いいえ）

質問2-5-3-6　薬品棚の転倒防止策（止め金、ボルトなどによる固定）がとられているか。　　　　　　　　　　　　　　　　　　　　　　　（はい・いいえ）

質問2-5-3-7　薬品庫や調剤室は、適正な温度管理を行っているか。
　　　　　　　　　　　　　　　　　　　　　　　　　　　　　　　　（はい・いいえ）

質問2-5-3-8　医薬品等に関する安全性情報を提供しているか。
　　　　　　　（薬剤師法第25条の2）　　　　　　　　　　　　　　　（はい・いいえ）

ポイント
1) 冷蔵庫内で医薬品と食品など医薬品以外のものが混在していないか確認する。
2) 病棟・外来及び救急カート内の常備薬についても確認する。

2-5-4 調剤所の構造設備

質問2-5-4　調剤所の構造設備は要件を満たしているか。 　　　　　（医療法施行規則第16条）　　　　　　　　　（はい・いいえ）	

<u>ポイント</u>
1) 調剤所の要件
　① 採光及び換気を十分にし、かつ、清潔を保つこと。
　② 冷暗所を設けること。
　③ 感量10mgのてんびん及び500mgの上皿てんびんその他調剤に必要な器具を備えること。

2-5-5 麻薬の管理及び取扱い

質問2-5-5-1　麻薬取扱者の免許証を所持した麻薬施用者または麻薬管理者がいるか。
　　　　　　（麻薬及び向精神薬取締法第2条第18・19号）　　（はい・いいえ）

質問2-5-5-2　法律で認められた者以外の者が譲り受けていないか。
　　　　　　（麻薬及び向精神薬取締法第26条）　　　　　　（はい・いいえ）

質問2-5-5-3　譲受の際、譲受証を事前又は同時に交付し、同時に受け取った譲渡証は2年間保存しているか。
　　　　　　（麻薬及び向精神薬取締法第32条）　　　　　　（はい・いいえ）

質問2-5-5-4　譲受証の様式は正しいか。
　　　　　　（麻薬及び向精神薬取締法施行規則第12条）　　（はい・いいえ）

質問2-5-5-5　麻薬を記載した処方せんを交付する時は、以下の必要事項を記載しているか。
　　　　　　（麻薬及び向精神薬取締法第27条第6項、麻薬及び向精神薬取締法施行規則第9条の3）　　　　　　　　　　　　　　　　　　　　（はい・いいえ）

　　　　ア　患者の氏名、年齢（又は生年月日）
　　　　イ　麻薬の品名、分量、用法用量（投薬日数を含む）
　　　　ウ　麻薬施用者の氏名、免許証の番号、記名押印又は署名
　　　　エ　患者の住所
　　　　オ　処方せんの使用期間（有効期間）
　　　　カ　処方せん発行の年月日

　　　　　　キ　麻薬診療施設の名称及び住所地
　　　　　（院内調剤の場合は、エ、オ、キは記載する必要はない。）

質問2-5-5-6　麻薬の廃棄の方法及び手続きはよいか。
　　　　　（麻薬及び向精神薬取締法第29条、同35条）　　　　（はい・いいえ）

質問2-5-5-7　麻薬は、麻薬業務所において麻薬以外の医薬品（覚せい剤を除く。）
　　　　　と区別し、かぎをかけた堅固な設備内に貯蔵しているか。
　　　　　（麻薬及び向精神薬取締法第34条）　　　　　　　　　（はい・いいえ）

質問2-5-5-8　事故の際は、速やかに届出しているか。
　　　　　（麻薬及び向精神薬取締法第35条第1項）　　　　　　（はい・いいえ）

質問2-5-5-9　麻薬処方せんにより調剤された麻薬を廃棄したときは、30日以内に
　　　　　届出しているか。
　　　　　（麻薬及び向精神薬取締法第35条第2項）　　　　　　（はい・いいえ）

質問2-5-5-10　麻薬管理者は、麻薬診療施設に帳簿を備え必要事項を記載しているか。
　　　　　（麻薬及び向精神薬取締法第39条第1項）　　　　　　（はい・いいえ）

質問2-5-5-11　麻薬診療施設の開設者は、閉鎖した帳簿を2年間保存しているか。
　　　　　（麻薬及び向精神薬取締法第39条第3項）　　　　　　（はい・いいえ）

質問2-5-5-12　麻薬を処方したときは、診療録に下記の内容を記入しているか。
　　　　　また、その記録を5年間保存しているか。
　　　　　（麻薬及び向精神薬取締法第41条、医師法第24条）　（はい・いいえ）

　　　　　　ア　患者の氏名、性別、年齢、住所
　　　　　　イ　病名及び主要症状
　　　　　　ウ　麻薬の品名及び数量
　　　　　　エ　施用又は交付の年月日

質問2-5-5-13　麻薬中毒者であると診断したときは届け出ているか。
　　　　　（麻薬及び向精神薬取締法第58条の2）　　　　　　　（はい・いいえ）

質問2-5-5-14　毎年11月30日までに、必要な内容を誤りなく報告しているか。

| （麻薬及び向精神薬取締法第48条） | （はい・いいえ） |

ポイント
1) 麻薬処方せんの必要記載事項として、麻薬及び向精神薬取締法第27条第6項では年齢は必要記載事項ではないが、「病院・診療所における麻薬管理マニュアル 平成23年4月 厚生労働省医薬食品局」に必要事項として記載されている。
2) 麻薬を廃棄する場合は、麻薬の品名、数量及び廃棄の方法について、都道府県知事に「麻薬廃棄届」により届け出て、麻薬取締員等の立会いの下に行なわなければならない。
　　ただし、麻薬処方せんにより調剤された麻薬（麻薬施用者自らが調剤した場合を含む。）については、廃棄後30日以内に都道府県知事に「調剤済麻薬廃棄届」を届け出ることとされている。なお、注射剤及び坐剤の施用残については、届け出る必要はない。（麻薬及び向精神薬取締法第35条第2項）
3) 麻薬の保管は、金庫など「鍵をかけた堅固な設備」にて保管する必要がある。
4) スチール製のロッカー、事務机の引き出し等は麻薬の保管庫とはなり得ない。
5) 麻薬の保管庫には麻薬以外のもの（書類など）は一切入れることはできない。
6) 麻薬取扱者は、その所有し、又は管理する麻薬につき、滅失、盗取、所在不明その他の事故が生じたときは、すみやかにその麻薬の品名及び数量その他事故の状況を明らかにするため必要な事項を、都道府県知事に届出なければならない。
7) 麻薬及び向精神薬取締法第39条に定められた帳簿への必要記載事項；
　① 当該麻薬診療施設の開設者が譲り受け、又は廃棄した麻薬の品名及び数量並びにその年月日。
　② 当該麻薬診療施設の開設者が譲り渡した麻薬（施用のため交付したコデイン、ジヒドロコデイン、エチルモルヒネ及びこれらの塩類を除く。）の品名及び数量並びにその年月日。
　③ 当該麻薬診療施設で施用した麻薬（コデイン、ジヒドロコデイン、エチルモルヒネ及びこれらの塩類を除く。）の品名及び数量並びにその年月日。
　④ 第35条第1項の規定により届け出た麻薬の品名、数量及び事故年月日（届出年月日については備考欄に記載）。
8) 麻薬を処方したときの診療録への記載内容について、麻薬及び向精神薬取締法第41条では性別、年齢は記載必要事項ではないが、「病院・診療所における麻薬管理マニュアル 平成23年4月 厚生労働省医薬食品局」に必要事項として記載されている。
9) 麻薬及び向精神薬取締法第48条に定められた、必要報告事項；
　① 前年の10月1日に当該麻薬診療施設の開設者が所有した麻薬の品名及び数量
　② 前年の10月1日からその年の9月30日までの間に当該麻薬診療施設の開設者が譲り受けた麻薬及び同期間内に当該麻薬診療施設で施用し、又は施用のため交付した麻薬の品名及び数量

③　その年の9月30日に当該麻薬診療施設の開設者が所有した麻薬の品名及び数量

2-5-6　向精神薬の管理及び取扱い

質問2-5-6-1　法律で認められた者以外からの向精神薬の譲受けはないか。 　　　　　　また、患者以外への譲渡はないか。 　　　　　　（麻薬及び向精神薬取締法第50条の16）　　　　　（はい・いいえ） 質問2-5-6-2　向精神薬は、鍵をかけた施設内で保管しているか。 　　　　　　（部屋に鍵をかけることも可） 　　　　　　（麻薬及び向精神薬取締法第50条の21、同規則第40条）（はい・いいえ） 質問2-5-6-3　容器等に「　（向）　」等適正な表示がなされているか。 　　　　　　（麻薬及び向精神薬取締法第50条の19）　　　　　（はい・いいえ） 質問2-5-6-4　事故の際は、速やかに届け出ているか。 　　　　　　（麻薬及び向精神薬取締法第50条の22）　　　　　（はい・いいえ） 質問2-5-6-5　譲渡、譲受、廃棄の記録をし、その記録を2年間保存しているか。 　　　　　　（麻薬及び向精神薬取締法第50条の23）　　　　　（はい・いいえ）

ポイント
1) 第3種向精神薬及び向精神薬処方せんを所持する者に譲り渡した向精神薬その他厚生労働省令で定める向精神薬を除く。
2) 向精神薬取扱者は、その所有する向精神薬につき、滅失、盗取、所在不明その他の事故が生じたときは、厚生労働省令で定めるところにより、速やかにその向精神薬の品名及び数量その他事故の状況を明らかにするために必要な事項を、病院等の開設者にあっては都道府県知事に届け出なければならない。
3) 病院等の開設者は、次に掲げる事項を記録しなければならない。
　①　譲り渡し、譲り受け、又は廃棄した向精神薬（第三種向精神薬及び向精神薬処方せんを所持する者に譲り渡した向精神薬その他厚生労働省令で定める向精神薬を除く。次号において同じ。）の品名及び数量並びにその年月日
　②　向精神薬の譲渡し若しくは譲受けの相手方の氏名又は名称及び住所

2-5-7　覚せい剤原料の管理及び取扱い

質問2-5-7-1　医薬品以外の覚せい剤原料を持っていないか。 　　　　　　（覚せい剤取締法第30条の7）　　　　　　　　　（はい・いいえ）

質問2-5-7-2　譲渡譲受は適正に行われているか。
　　　　　　　（覚せい剤取締法第30条の9）　　　　　　　（はい・いいえ）

質問2-5-7-3　譲受の際、譲受証を事前又は同時に交付し、譲渡証を2年間保存しているか。
　　　　　　　（覚せい剤取締法第30条の10）　　　　　　　（はい・いいえ）

質問2-5-7-4　譲受証の様式は正しいか。
　　　　　　　（覚せい剤取締法施行規則第12条の2）　　　（はい・いいえ）

質問2-5-7-5　施用以外の使用はないか。
　　　　　　　（覚せい剤取締法第30条の11）　　　　　　　（はい・いいえ）

質問2-5-7-6　業務所内で、かぎをかけて保管しているか。
　　　　　　　（覚せい剤取締法第30条の12）　　　　　　　（はい・いいえ）

質問2-5-7-7　届出をして廃棄しているか。
　　　　　　　（覚せい剤取締法第30条の13）　　　　　　　（はい・いいえ）

質問2-5-7-8　事故の際は、速やかに届け出ているか。
　　　　　　　（覚せい剤取締法第30条の14）　　　　　　　（はい・いいえ）

2-5-8　毒物及び劇物の管理及び取扱い

質問2-5-8-1　毒物又は劇物が盗難にあい、又は紛失することを防ぐのに必要な措置を講じているか。
　　　　　　　（毒物及び劇物取締法第11条第1項）　　　　（はい・いいえ）

質問2-5-8-2　毒物又は劇物の容器及び被包に、「医薬用外」の文字及び毒物については赤地に白色をもって「毒物」の文字、劇物については白地に赤色をもって「劇物」の文字が記載されているか。
　　　　　　　（毒物及び劇物取締法第12条第1項）　　　　（はい・いいえ）

質問2-5-8-3　劇物・毒物を陳列・保管する場所には、「医薬用外劇物」、「医薬用外毒物」の文字を表示しているか。

（毒物及び劇物取締法第12条第3項）　　　　（はい・いいえ）
質問2-5-8-4　不要になった劇物・毒物は適切に廃棄処分しているか。 　　　　　　（毒物及び劇物取締法第15条の2、同施行令第40条）　（はい・いいえ）

ポイント
1) 劇物・毒物は他のものと区別して、鍵のかかる専用の保管庫に保管しているか確認する。
2) 劇物・毒物の管理簿を作成し、劇物・毒物の使用料や残量を把握しているか。

2-5-9　処方せんの取扱い

質問2-5-9-1　処方せんを患者に交付する時は、以下の必要事項を記載しているか 　　　　　　（医師法施行規則第21条）　　　　　　　　　　（はい・いいえ） 　　　　ア　患者の氏名・年齢　　　　イ　薬名、分量、用法、用量 　　　　ウ　発行の年月日　　　　　　エ　使用期間 　　　　オ　病院の名称及び所在地　　カ　医師の記名押印又は署名 　　　　（※院内処方せんの場合には、上記エ、オは省略可、カは医師の氏名の記載で可。） 質問2-5-9-2　薬剤師は、処方せん中に疑わしい点があるときは、処方した医師に確認した後に調剤しているか。 　　　　　　（薬剤師法第24条）　　　　　　　　　　　　　（はい・いいえ） 質問2-5-9-3　調剤した薬剤の容器等に必要事項が記載されているか。 　　　　　　（薬剤師法第25条、同施行規則第14条）　　　　（はい・いいえ） 質問2-5-9-4　調剤した薬剤の適正な使用のために、薬剤師は患者等に必要な情報を提供しているか。 　　　　　　（薬剤師法第25条の2）　　　　　　　　　　　（はい・いいえ） 質問2-5-9-5　調剤済みの処方せんについて、調剤済みの旨及び調剤年月日、調剤した病院（診療所）の名称及び所在地、医薬品を変更した場合にはその変更の内容及び疑わしい点を確認した場合にはその回答の内容を記載し、調剤した薬剤師の記名押印又は署名を付しているか。かつ、調剤済み処方せんを3年間保管しているか。

> （薬剤師法第26条、薬剤師法施行規則第15条、薬剤師法第27条、医療法施行規則第20条第10号） （はい・いいえ）

ポイント
1) 調剤した薬剤の容器等への必要記載事項；
　①患者の氏名　　②用法、用量　　③調剤年月日　　④調剤した薬剤師の氏名
　⑤病院若しくは診療所の名称及び所在地

2-6　医療機器等の清潔保持及び維持管理

> 質問2-6-1　医療機器及び看護用具が清潔を保つよう十分手入れがされているか。
> 　　　　　（医療法第20条） （はい・いいえ）
>
> 質問2-6-2　手指消毒については、医療従事者ばかりでなく患者についても手洗いを促しているか。 （はい・いいえ）
>
> 質問2-6-3　ベッド、マットレス等の寝具類は清潔であり、室内が整理整頓されているか。 （はい・いいえ）
>
> 質問2-6-4　病棟諸設備が清潔であるか。
> 　　　　　（医療法第20条） （はい・いいえ）
>
> 質問2-6-5　病院内の清掃は毎日なされているか。 （はい・いいえ）
>
> 質問2-6-6　冷却塔の使用開始時及び使用期間中は1月以内ごとに1回、定期的に冷却塔及び冷却水の汚れの状況を点検し、必要に応じ、冷却塔の清掃及び換水等を実施するとともに、レジオネラの検査を定期的に実施し、結果を院内感染対策委員会に報告しているか。 （はい・いいえ）
>
> 質問2-6-7　循環式浴槽の場合でも、浴槽水は、毎日、完全に換えることが原則であり、これにより難い場合にあっても、浴槽水の汚染状況を勘案して最低でも1週間に1回以上完全に換えているか。また残留塩素は、0.2ppm以上保持されているか（使用ごとに残留塩素濃度を測定する）。
> 　　　　　　　　　　　　　　　　　　　　　　　　　　　　（はい・いいえ）

ポイント
1) 医療器具は、患者毎に滅菌したものか使い捨て製品を使用しているか確認する。

2) 輸液セット、注射器及び滅菌器具等は、清潔な場所で保管しているか確認する。（扉付きの保管庫に収納することが望ましい。）
3) 定期的に滅菌期限を確認するなど、医療器具が清潔であることを確認できるシステムをとっていることが望ましい。（特に救急カート内の器具）
4) ベッド・器具などの配置・整頓を適切にし、空間的余裕を確保しているか確認する。
5) 廊下、特に避難経路には通行のじゃまになるような不必要なものを置いていないか確認する。（車いす、ストレッチャーなど）
6) 病室の床はモップ等で毎日清掃（湿式清掃）を行っているか確認する。
7) 使用後の清掃用具の清潔の保持を確認する。（モップの洗浄・乾燥、掃除機のゴミ処理等）
8) 洗面所、便所、汚物処理室が念入りな清掃がされ清潔に保たれているか確認する。
9) 中央材料室では、回収器材と滅菌器材の保管場所が明らかに区別されているか確認する。
10) 集中治療室、新生児室、手術室、中央材料室などは非清潔、清潔の区域化がされているか確認する。
11) 清潔シンクと不潔シンクを区別するなど、シンク周辺で清潔と不潔の交差がないか。かつ、シンク周辺の整理・整頓ができているか確認する。

> **コラム** コストとリスク〜ガラスの注射器〜
>
> 　ガラスの注射器の使用については、洗浄不足に伴う感染の危険性や、単包で滅菌パックしない場合のカストの開け閉めに伴う汚染の危険性、さらにガラス製のため、破損の危険性があるなどの欠点もある。そのため、ディスポーザブルの注射器を用いている医療機関が多いが、静脈・筋肉注射、輸液の薬剤注入用として、ガラスの注射器を用いている医療機関があるのも現状である。この指導にあたっては、コストのことも配慮し、リスクを説明したうえで、管理者に検討してもらうことにしている。コストとリスクを天秤にかけざるをえない管理者の苦しい状況もあるが、やはり安全重視の判断をしてもらうために、根拠を踏まえたリスクの説明が重要となる。

2-7　調理機械・器具の清潔保持及び維持管理

　大量調理施設（1回300食以上又は1日750食以上を提供する調理施設）については「大量調理施設衛生管理マニュアル」に従った衛生管理を実施すること。また、それ以外の中小規模の調理施設については、「大量調理施設衛生管理マニュアル」に準じた衛生管理を実施すること。

2-7-1　施設設備

質問2-7-1-1　施設へのねずみやこん虫の侵入を防止するための設備に不備はないか。
　　　　　　　　　　　　　　　　　　　　　　　　　　　　　　　（はい・いいえ）

質問2-7-1-2　施設の清掃は、全ての食品が調理場内から完全に搬出された後適切に実施されたか。　　　　　　　　　　　　　　　　　　　（はい・いいえ）

質問2-7-1-3　施設に部外者が入ったり、調理作業に不必要な物品が置かれたりしていないか。　　　　　　　　　　　　　　　　　　　　　（はい・いいえ）

質問2-7-1-4　施設は十分な換気が行われ、高温多湿が避けられているか。
　　　　　　　　　　　　　　　　　　　　　　　　　　　　　　　（はい・いいえ）

質問2-7-1-5　手洗い設備の石けん、爪ブラシ、ペーパータオル、殺菌液は適切か。
　　　　　　　　　　　　　　　　　　　　　　　　　　　　　　　（はい・いいえ）

質問2-7-1-6　ねずみやこん虫の発生はないか。　　　　　　（はい・いいえ）

質問2-7-1-7　ねずみこん虫の駆除は半年に1回以上（発生を確認した時にはその都度）実施されているか。さらに、駆除の記録が1年以上保存されているか。
　　　　　　　　　　　　　　　　　　　　　　　　　　　　　　　（はい・いいえ）

質問2-7-1-8　汚染作業区域と非汚染作業区域が明確に区別されているか。
　　　　　　　　　　　　　　　　　　　　　　　　　　　　　　　（はい・いいえ）

質問2-7-1-9　各作業区域の入り口手前に手洗い設備、履き物の殺菌設備（履き物の交換が困難な場合に限る。）が、設置されているか。
　　　　　　　　　　　　　　　　　　　　　　　　　　　　　　　（はい・いいえ）

質問2-7-1-10　シンクは用途別に相互汚染しないように設置されているか。
　　　　　　　　　　　　　　　　　　　　　　　　　　　　　　　（はい・いいえ）

質問2-7-1-11　加熱調理用食材、非加熱調理用食材、器具の洗浄等を行うシンクは別に設置されているか。　　　　　　　　　　　　　　　（はい・いいえ）

質問2-7-1-12　シンク等の排水口は排水が飛散しない構造になっているか。

（はい・いいえ）

質問2-7-1-13　全ての移動性の器具、容器等を衛生的に保管するための設備が設けられているか。　　　　　　　　　　　　　　　　　　（はい・いいえ）

質問2-7-1-14　便所には、専用の手洗い設備、専用の履き物が備えられているか。
　　　　　　　　　　　　　　　　　　　　　　　　　　　　（はい・いいえ）

質問2-7-1-15　施設は隔壁により、不潔な場所から完全に区別されているか。
　　　　　　　　　　　　　　　　　　　　　　　　　　　　（はい・いいえ）

質問2-7-1-16　施設の床面は排水が容易に行える構造になっているか。
　　　　　（医療法施行規則第20条）　　　　　　　　　　　　（はい・いいえ）

質問2-7-1-17　便所、休憩室及び更衣室は隔壁により食品を取り扱う場所と区分されているか。　　　　　　　　　　　　　　　　　　　　（はい・いいえ）

質問2-7-1-18　便所については、業務開始前、業務中及び業務終了後等定期的に清掃及び次亜塩素酸ナトリウム等による消毒を行って衛生的に保っているか。　　　　　　　　　　　　　　　　　　　　　　　　（はい・いいえ）

2-7-2　調理従事者等

質問2-7-2-1　着用する外衣、帽子は毎日専用で清潔なものに交換されているか
　　　　　　　　　　　　　　　　　　　　　　　　　　　　（はい・いいえ）

質問2-7-2-2　作業場専用の履き物が使用されているか。
　　　　　　　　　　　　　　　　　　　　　　　　　　　　（はい・いいえ）

質問2-7-2-3　手洗いが適切な時期に適切な方法で行われているか。
　　　　　　　　　　　　　　　　　　　　　　　　　　　　（はい・いいえ）

質問2-7-2-4　下処理から調理場への移動の際には外衣、履き物の交換（履き物の交換が困難な場合には、履き物の殺菌）が行われているか。
　　　　　　　　　　　　　　　　　　　　　　　　　　　　（はい・いいえ）

質問2-7-2-5　便所には、調理作業時に着用する外衣、帽子、履き物のまま入らないようにされているか。　　　　　　　　　　　　　　　（はい・いいえ）

質問2-7-2-6　調理従事者等は臨時職員も含め、定期的な健康診断及び月に1回以上の検便を受けているか。（検便検査には、腸管出血性大腸菌の検査を含めること。また、必要に応じ10月から3月にはノロウイルスの検査を含めること。）
　　　　　　（なお、定期健康診断の結果、異常が発見された患者、病原体保有者に対し、必要な措置をとること。）

質問2-7-2-7　調理従事者等の健康管理及び健康状態の把握を組織的・継続的に行い、調理従事者等の感染及び調理従事者等からの施設汚染の防止に努めているか。　　　　　　　　　　　　　　　　　　　（はい・いいえ）

質問2-7-2-8　調理従事者等は下痢、嘔吐、発熱などの症状があった時、手指等に化膿創があった時は調理作業に従事しないようにしているか。
　　　　　　　　　　　　　　　　　　　　　　　　　　　　　（はい・いいえ）

2-7-3　原材料等の取扱い

質問2-7-3-1　原材料の納入に際して調理従事者等が立ち会っているか。
　　　　　　　　　　　　　　　　　　　　　　　　　　　　　（はい・いいえ）

質問2-7-3-2　検収場で原材料の品質、鮮度、品温、異物の混入等について点検が行われており、その結果が記録されているか。　　（はい・いいえ）

質問2-7-3-3　原材料の納入に際し、生鮮食品については、1回で使い切る量が調理当日に仕入れられているか。　　　　　　　　　（はい・いいえ）

質問2-7-3-4　原材料は分類ごとに区分して、原材料専用の保管場に保管設備を設け、適切な温度で保管されているか。　　　　　　（はい・いいえ）

質問2-7-3-5　原材料の搬入時の時刻及び温度の記録がされているか。
　　　　　　　　　　　　　　　　　　　　　　　　　　　　　（はい・いいえ）

質問2-7-3-6　原材料の包装の汚染が保管設備に持込まれないようにされているか

(はい・いいえ)

質問2-7-3-7　保管設備内での原材料の相互汚染が防がれているか。
(はい・いいえ)

質問2-7-3-8　原材料が配送用包装のまま調理場に持ち込まれていないか。
(はい・いいえ)

質問2-7-3-9　原材料について納入業者が定期的に実施する検査結果書の提出を求めているか。検査結果は1年間保管されているか。　(はい・いいえ)

2-7-4　器具・容器等

質問2-7-4-1　包丁、まな板等の調理器具は用途別及び食品別に用意し、混同しないように使用されているか。　(はい・いいえ)

質問2-7-4-2　調理器具、容器等は作業動線を考慮し、予め適切な場所に適切な数が配置されているか。　(はい・いいえ)

質問2-7-4-3　調理器具、容器等は使用後(必要に応じて使用中)に洗浄・殺菌し、乾燥されているか。
　　　　　　(医療法施行規則第20条)　(はい・いいえ)

質問2-7-4-4　調理場内における器具、容器等の洗浄殺菌は、全ての食品が調理場から排出された後(使用中等やむを得ない場合は、洗浄水等が飛散しないように)行われているか。　(はい・いいえ)

質問2-7-4-5　調理機械は、最低1日1回以上、分解して洗浄・消毒され、乾燥されているか。　(はい・いいえ)

質問2-7-4-6　全ての調理器具、容器等は衛生的に保管されているか。
(はい・いいえ)

2-7-5　使用水・貯水槽等の点検

質問2-7-5-1　使用水は色、濁り、におい、異物のほか、貯水槽を設置している場

合や井戸水等を殺菌・ろ過して使用する場合には、遊離残留塩素が0.1mg/L以上であることを始業前及び調理作業終了後に毎日検査されているか。　　　　　　　　　　　　　　　　　　　（はい・いいえ）

質問2-7-5-2　使用水の毎日の検査結果は記録し、保存されているか。
　　　　　　（始業前、作業終了後）　　　　　　　　　（はい・いいえ）

質問2-7-5-3　水道事業により供給される水以外の井戸水等の水を使用する場合には、半年以内に水質検査が行われているか。検査結果は1年間保管されているか。　　　　　　　　　　　　　　　　　　　（はい・いいえ）

質問2-7-5-4　貯水槽は清潔を保持するため、1年以内に清掃されているか
　　　　　　清掃した証明書は1年間保管されているか。　（はい・いいえ）

2-7-6　調理等

質問2-7-6-1　非汚染作業区域内に汚染を持ち込まないよう、下処理が確実に実施されているか。　　　　　　　　　　　　　　　　（はい・いいえ）

質問2-7-6-2　冷蔵庫又は冷凍庫から出した原材料は速やかに調理に移行させているか。　　　　　　　　　　　　　　　　　　　　（はい・いいえ）

質問2-7-6-3　非加熱で供される食品は下処理後速やかに調理に移行されているか。
　　　　　　　　　　　　　　　　　　　　　　　　　（はい・いいえ）

質問2-7-6-4　野菜及び果実を加熱せずに供する場合には、適切な洗浄（必要に応じて殺菌）が実施されているか。　　　　　　　（はい・いいえ）

質問2-7-6-5　加熱調理食品は中心部が十分（75℃（二枚貝等ノロウイルス汚染のおそれのある食品の場合は85℃）で1分間以上等）加熱されていることを確認するとともに、温度と時間の記録を行っているか。
　　　　　　　　　　　　　　　　　　　　　　　　　（はい・いいえ）

質問2-7-6-6　食品及び移動性の調理器具並びに容器の取扱いは床面から60cm以上の場所で（ただし、跳ね水等からの直接汚染が防止できる食缶等で食品を取り扱う場合には、30cm以上の台にのせて）行われているか。

（はい・いいえ）

質問2-7-6-7　加熱調理後の食品の冷却、非加熱調理食品の下処理後における調理場等での一時保管等は清潔な場所で行われているか。（はい・いいえ）

質問2-7-6-8　加熱調理食品にトッピングする非加熱調理食品は、直接喫食する非加熱調理食品と同様の衛生管理が行われ、トッピングする時期は提供までの時間が極力短くなるようにされているか。　（はい・いいえ）

質問2-7-6-9　加熱調理後、食品を冷却する場合には、速やかに中心温度を下げる工夫がされているか。　　　　　　　　　　　　　　　（はい・いいえ）

質問2-7-6-10　調理後の食品は衛生的な容器にふたをして、他からの2次汚染が防止されているか。　　　　　　　　　　　　　　　　　　（はい・いいえ）

質問2-7-6-11　調理後の食品は適切に温度管理（冷却過程の温度管理を含む。）が行われ、必要な時刻及び温度が記録されているか。　　　　（はい・いいえ）

質問2-7-6-12　配送過程があるものは保冷又は保温設備のある運搬車を用いるなどにより、適切な温度管理を行い、必要な時間及び温度等が記録されているか。　　　　　　　　　　　　　　　　　　　　　（はい・いいえ）

質問2-7-6-13　調理後の食品は2時間以内に喫食されているか。（はい・いいえ）

2-7-7　廃棄物の取扱い

質問2-7-7-1　廃棄物容器は、汚臭、汚液がもれないように管理するとともに、作業終了後は速やかに清掃し、衛生上支障のないように保持されているか。
　　　　　　　　　　　　　　　　　　　　　　　　　　　（はい・いいえ）

質問2-7-7-2　返却された残さは非汚染作業区域に持ち込まれていないか。
　　　　　　　　　　　　　　　　　　　　　　　　　　　（はい・いいえ）

質問2-7-7-3　廃棄物は、適宜集積場に搬出し、作業場に放置されていないか。
　　　　　　　　　　　　　　　　　　　　　　　　　　　（はい・いいえ）

質問2-7-7-4　廃棄物集積場は、廃棄物の搬出後清掃するなど、周囲の環境に悪影響を及ぼさないよう管理されているか。　　　　　　　　（はい・いいえ）

2-7-8　検食の保存

質問2-7-8-1　検食は、原材料（購入した状態のもの）及び調理済み食品を食品ごとに50g程度ずつ清潔な容器に密封して入れ、－20℃以下で2週間以上保存されているか。　　　　　　　　　　　　　　　　　（はい・いいえ）

2-8　職員の健康管理

質問2-8-1　1年以内ごとに、以下の項目について、健康診断が実施されているか。
　　　　　（医療法第15条第1項、労働安全衛生法第66条、労働安全衛生規則第44条第1項）
　　　　　　　　　　　　　　　　　　　　　　　　　　　　　　（はい・いいえ）
　　　・既往歴、業務歴、＊喫煙歴及び服薬歴
　　　・自覚症状及び他覚症状
　　　・身長、体重、腹囲、視力及び聴力
　　　・胸部エックス線検査及び喀痰検査（喀痰検査は医師の判断により実施する）
　　　・血圧及び尿検査（尿蛋白、尿糖）
　　　・貧血検査（血色素量、赤血球）、肝機能検査（GOT、GPT、γ-GTP）、血中脂質検査（LDLコレステロール、中性脂肪、HDLコレステロール）、血糖検査（血糖値又はHbA1c）
　　　・心電図検査（血液検査及び心電図検査は35歳及び40歳以上のみに実施）

質問2-8-2　雇用時の健康診断を実施しているか。
　　　　　（労働安全衛生規則第43条）　　　　　　　　　　　（はい・いいえ）

質問2-8-3　常時深夜業の従事者については、6ヶ月以内毎に健康診断を実施しているか（胸部レントゲンは年1回でも可）
　　　　　（労働安全衛生規則第45条）　　　　　　　　　　　（はい・いいえ）

質問2-8-4　給食関係職員に対し、検便による健康診断を実施しているか。
　　　　　（労働安全衛生規則第47条）　　　　　　　　　　　（はい・いいえ）

質問2-8-5　定期健康診断個人票を作成し、5年間保存しているか。
　　　　　（労働安全衛生規則第51条）　　　　　　　　　　　　（はい・いいえ）

質問2-8-6　定期健康診断の結果、異常等が発見された職員に対し必要な措置（就業場所の変更、作業の転換、労働時間の短縮等の措置、作業環境測定の実施、施設又は設備の設置又は整備その他）がとられているか。
　　　　　（労働安全衛生法第66条の5）　　　　　　　　　　　（はい・いいえ）

質問2-8-7　放射線関係職員について、法令（電離放射線障害防止規則）に基づく健康診断を実施しているか。
　　　　　（労働安全衛生規則第45条）　　　　　　　　　　　　（はい・いいえ）

　　　　　6ヶ月以内毎に（雇入れ又は当該業務に配置替えの際も）
　　　　　（電離放射線障害防止規則第56条第1項第1～5号）
　　　　　ア　被ばく歴の有無の調査及びその評価
　　　　　イ　白血球数及び白血球百分率の検査
　　　　　ウ　赤血球数の検査及び血色素量又はヘマトクリット値の検査
　　　　　エ　白内障に関する眼の検査
　　　　　オ　皮膚の検査

ポイント
1）健康診断実施の範囲となる職員は常勤の職員であり、非常勤の職員、委託業者先の職員は労働安全衛生規則第44条第1項においてその範囲とされていない。
　非常勤職員については、短時間労働者の適正な労働条件の確保として、次の①及び②のいずれの要件を満たす場合には健康診断を実施する必要がある。
① 期間の定めのない労働契約により使用される者（期間の定めのある労働契約の場合は、1年以上の使用が予定されている者及び1年以上継続して使用されている者を含む）
② 1週間の労働時間が当該事業場の同種の業務に従事する通常の労働者の1週間の所定労働時間数の4分の3以上である。
　なお、1週間の所定労働時間数が4分の3未満の者であっても①の要件に該当し、概ね1週間の所定労働時間数が2分の1以上である者に対しても健康診断を実施することが望ましい。
（平成5年12月1日付け基発第663号、婦発第272号、職発第839号、能発第280号　短時間労働者の雇用管理の改善等に関する法律の施行について8-(2)-ニ-(リ)健康診断（指針第3の1の(9)関係））

2) 非常勤職員の医師、放射線技師等の健康診断については、自院で実施するか、あるいは他の勤務先で実施した結果の写しを取り寄せるなどして、非常勤職員の健康管理を実施しているか。
3) ＊喫煙歴及び服薬歴については、問診などで聴取を徹底する旨通知あり。
（平成20年1月17日付け基発第0117001号、保発第0117003号）
4) 定期の健康診断を行おうとする日の属する年の前年1年間に受けた実効線量が5mSvを超えず、今後1年間にわたり5mSvを超えるおそれのないものについては、医師が必要と認めないときは、イ～オの検査は行う必要が無い。
5) 電離放射線健康診断を実施した場合、診断結果に基づき電離放射線健康診断個人票を作成し、30年間保存している必要がある。ただし、5年間保存した後、厚生労働大臣が指定する機関に保存を引き継ぐことができる。（電離放射線障害防止規則第57条）
6) 6.放射線管理（6-1-3）を参照のこと。

コラム　給食業務従事者の検便について

　有床診療所（1日20食程度提供）立入検査時に、監視員が、今年度「大量調理施設衛生管理マニュアル」が改正になったという理由で、調理員は毎月の検便に追加でノロウイルスについても検査するようにと指導した。

　1日何百食も提供する病院については、HACCP対応の同マニュアルに基づき指導するのは当然であるが、経済的負担や検査機関等を考慮すると、小規模の給食施設に対して同様の指導をするのは現実的には難しい。現状として、保健所ではノロウイルスの一般検査は受け付けておらず、民間施設での検査費用も高額になる。監視員は、検査費用や可能な検査機関について把握しないで指導したため、後日、診療所の管理者へ、検査に関する情報を伝えるとともに、「ノロウイルスについては必要に応じて検査を行うこと。」と説明した。

　年々点検項目が増加、変更する中で、監視員がすべてを把握するのが難しい状況にある。監視員が日々研鑽しなければならないことは当然であるが、さらに、国や都道府県単位で情報共有できるような研修があればと思う。

2-9　医療の情報の提供

質問2-9-1　病院、診療所又は助産所（以下「病院等」という）の管理者は、都道府県知事が定める方法により、1年に1回以上、都道府県知事が定める日までに、規則第1条第2項に規定する事項（別表第1※）を都道府県知事に報告するとともに、同事項を当該病院等において閲覧に供しているか。

| （医療法第6条の3第1項、医療法施行規則第1条） | （はい・いいえ） |

質問2-9-2　病院等の報告事項のうち、規則別表第1第1の項第1号に掲げる基本情報に変更があった場合には、速やかに都道府県知事に報告しているか。
　　　　（医療法第6条の3第2項、医療法施行規則第1条の2）　　　（はい・いいえ）

ポイント
1) 玄関の広告板等の広告内容を確認する。
2) 病院等の管理者は、当該病院等において、閲覧に代えて、パソコン等のモニター画面での表示、インターネット若しくは電子メールによる方法又はフロッピーディスク、CD-ROM等による交付とすることができる。（医療法第6条の3第3項、医療法施行規則第1条の3）
3) 医療機能情報提供の具体的実施方法等については、「医療機能情報提供制度実施要領について」（平成19年3月30日付け医政発第0330013号）を参照。

2-10　医療安全管理体制の確保

質問2-10-1　以下のア～クを満たす、医療に係る安全管理のための指針を整備しているか。
　　　　（医療法施行規則第1条の11第1項第1号）　　　（はい・いいえ）

　　　ア　医療機関における安全管理に関する基本的な考え方。
　　　イ　安全管理委員会（委員会を設ける場合について対象とする）その他の当該病院等の組織に関する基本的事項。
　　　ウ　医療に係る安全管理のための従業者に対する研修に関する基本方針。
　　　エ　当該病院等における事故報告等の医療に係る安全の確保を目的とした改善のための方策に関する基本方針。
　　　オ　医療事故等発生時の対応に関する基本方針。
　　　カ　医療従事者と患者との間の情報の共有に関する基本方針。
　　　　（患者等に対する当該指針の閲覧に関する基本方針を含む。）
　　　キ　患者からの相談への対応に関する基本方針。
　　　ク　その他医療安全の推進のために必要な基本方針。

質問2-10-2　以下のア～カを満たす医療に係る安全管理のための委員会を開催しているか。

　　　　（医療法施行規則第1条の11第1項第2号）　　　　　（はい・いいえ）

　　　ア　安全管理委員会の管理及び運営に関する規定が定められていること。
　　　イ　重要な検討内容について、患者への対応状況を含め管理者へ報告すること。
　　　ウ　重大な問題が発生した場合は、速やかに発生の原因を分析し、改善策の立案及び実施並びに従業者へ周知を図ること。
　　　エ　安全管理委員会で立案された改善策の実施状況を必要に応じて調査し見直しを行うこと。
　　　オ　安全管理委員会は月1回程度開催するとともに、重大な問題が発生した場合は適宜開催すること。
　　　カ　各部門の安全管理のための責任者で構成されていること。

質問2-10-3　以下のア～エを満たす医療に係る安全管理のための職員研修を実施しているか。
　　　　（医療法施行規則第1条の11第1項第3号）　　　　　（はい・いいえ）

　　　ア　「医療に係る安全管理のための職員研修」は、医療に係る安全管理のための基本的考え方及び具体的方策について当該研修を実施する病院等の従業者に周知徹底を行うことで、個々の従業者の安全に対する意識、安全に業務を遂行するための技能やチームの一員として意識の向上等を図るものであること。
　　　イ　当該病院等の具体的な事例等を取り上げ、職種横断的に行うものであることが望ましい。
　　　ウ　本研修は、当該病院等全体に共通する安全管理に関する内容について、年2回程度定期的に開催するほか、必要に応じて開催すること。また、研修の実施内容（開催又は受講日時、出席者、研修項目）について記録すること。
　　　エ　研修については、患者を入所させるための施設を有しない診療所及び妊婦等を入所させるための施設を有しない助産所については、当該病院等以外での研修を受講することでも代用できるものとし、年2回程度の受講のほか、必要に応じて受講することとすること。

質問2-10-4　以下のア～エを満たす、医療機関内における事故報告等の医療に係る安全の確保を目的とした改善のための方策を講じているか。

(医療法施行規則第1条の11第1項第4号)　　　　　（はい・いいえ）

　　ア　当該病院等において発生した事故の安全管理委員会への報告等を行うこと。(患者を入所させるための施設を有しない診療所及び妊婦等を入所させるための施設を有さない助産所については、管理者へ報告することとすること。)
　　イ　あらかじめ定められた手順や事故収集の範囲等に関する規定に従い事例を収集、分析すること。これにより当該病院等における問題点を把握して、当該病院等の組織としての改善策の企画立案及びその実施状況を評価し、当該病院等においてこれらの情報を共有すること
　　ウ　重大な事故の発生時には、速やかに管理者へ報告すること。また、改善策については、背景要因及び根本原因を分析し検討された効果的な再発防止策等を含むものであること。
　　エ　事故の報告は診療録や看護記録等に基づき作成すること。

質問2-10-5　専任の医療に係る安全管理を行う者（安全管理者）を配置しているか。(※特定機能病院及び臨床研修病院のみ対象。臨床研修病院については兼任でも可)
　　　(医療法施行規則第9条の23等)（平成15年6月12日付け厚生労働省医政発第0612004号参照)　　　　　　　　　　　　　　　　　　　（はい・いいえ）

質問2-10-6　医療に係る安全管理を行う部門（安全管理部門）を設置しているか。(※特定機能病院及び臨床研修病院のみ対象。)
　　　(医療法施行規則第9条の23等)　　　　　　　　（はい・いいえ）

質問2-10-7　病院内に患者から相談に応じる体制を整備しているか。(※特定機能病院及び臨床研修病院のみ対象。)
　　　(医療法施行規則第9条の23等)　　　　　　　　（はい・いいえ）

<u>ポイント</u>
1) 例えば、助産所に従業者が管理者1名しかいない場合などについては、安全管理委員会の開催、管理者への報告等については、実施しなくても差し支えない。
2) 安全管理者は、当該病院における医療に係る安全管理を行う部門の業務に関する企画立案及び評価、病院内における医療安全に関する職員の安全管理に関する意識の向上や指導等の業務を行うものであり、次に掲げる基準を満たす必要がある。
　① 医師、歯科医師、薬剤師又は看護師のうちいずれかの資格を有していること。

（主として歯科医業を行う歯科医師臨床研修施設においては、歯科衛生士でも可）
② 医療安全に関する必要な知識を有していること。
③ 当該病院の医療安全に関する管理を行う部門に所属していること。
④ 医療法施行規則（昭和23年厚生省令第50号）第1条の11第2号の規程により開催される当該病院の医療に係る安全管理のための委員会（安全管理委員会）の構成員に含まれていること。
⑤ 医療安全対策の推進に関する業務に専ら従事していること
◇安全管理者の業務については、「医療安全管理者の業務指針および養成のための研修プログラム作成指針について」（平成19年3月30日付け医政発第0330019号、薬食第0330019号）を参照。
3) 安全管理部門は、安全管理者及びその他の必要な職員で構成され、安全管理委員会で決定された方針に基づき、組織横断的に当該病院内の安全管理を担う部門であって、次に掲げる業務を行う。
① 安全管理委員会で用いられる資料及び議事録の作成及び保存、その他安全管理委員会の庶務に関すること。
② 事故等に関する診療録や看護記録等への記載が正確かつ十分になされていることの確認を行うとともに、必要な指導を行うこと。
③ 患者や家族への説明など事故発生時に対応状況について確認を行うとともに、必要な指導を行うこと。
④ 事故等の原因究明が適切に実施されていることを確認するとともに、必要な指導を行うこと。
⑤ 医療安全に係る連絡調整に関すること。
⑥ 医療安全対策の推進に関すること。
4) 当該病院内に患者相談窓口を常設し、患者等からの苦情や相談に応じられる体制を確保するものであり、次に掲げる基準を満たす必要がある。また、これらの苦情や相談は医療機関の安全対策等の見直しにも活用されるものである。
① 患者相談窓口の活動の趣旨、設置場所、担当者及びその責任者、対応時間帯等について、患者等に明示されていること。
② 患者相談窓口の活動に関し、相談に対応する職員、相談後の取扱い、相談情報の秘密保護、管理者への報告等に関する規約が整備されていること。
③ 患者や家族等が相談を行うことにより不利益を受けないよう、適切な配慮がなされていること。

コラム　その手袋は清潔ですか？―患者が疑問を感じたとき

　県の医療安全支援センターに寄せられた質問（苦情？）です。その女性は婦人科で検診を受けたとのことです。「婦人科医は、前の人に使用した手袋のまま、私に使う新しい手袋を取り出したが、何か病気がうつらないでしょうか。心配です。」使用済み手袋を装着したまま清潔な手袋を取り出したと主張するこのケースでは、手袋を清潔操作で扱う場合に考えにくい動作と思いますが、本当のところはよくわかりません。もしかすると二重に手袋を装着していて外側のひとつを外したところからこの女性が見ていたのかも知れません。歯科医が手を洗わずに、あるいは手袋を取り替えずに別の患者の治療を行ったという苦情も聞いたことがあります。いずれにしても患者や被検者もいろいろな情報を得られる時代であり、よく観察していると感心する場合もあります。医療機関と患者相互の信頼関係の維持や醸成のために医療安全支援センターが果たす役割と責任は大きいと感じています。

コラム　医師のインシデント報告について

　立入検査時に、医師のインシデント報告書がないので確認すると、「医師には、インシデントはなく、あるとすればアクシデントである。」、「医師の報告書は医局で管理しており、看護部は管理していない。」という説明であった。その病院は、インシデント報告システムを導入し、医局以外の部門はオンラインで報告書を提出し委員会が管理しているが、医師の報告書は院長が管理し、院内での情報共有がなされていなかった。前年に「医師の報告書提出について」指導した経緯があり、報告書の提出という点では改善されたが、情報の共有化や報告書の活用までには至らなかった。

　また、別の病院では、いくら院内ニュースを流しても医師に情報が伝わらないため、給料袋の明細書の裏面を用いて情報提示するという涙ぐましい努力をしている安全管理部の話も聞いている。

　これまで、各病院では、看護部を中心に安全対策への取り組みがなされ、立入検査の際に、「看護部以外の部門、特に医師から報告書が出るように意識付けをしてもらいたい。」等の指導を段階的にすすめてきた。医師にインシデント報告書を提出してもらうにはどうすればよいか。『ヒヤリハット報告は自施設の宝』なのですから。

> **コラム**　様々なインシデントレポートの形式

　立入検査の際、書類検査をしていると、インシデントレポートにとても多くのバリエーションがあることに驚かされます。情報ソースとして、院内独自で作ったもの、国立病院機構が定めたものを完全にそのまま使用しているもの、ちょっと自分の病院用にアレンジしたものの3つに大別されます。レベル分類は合わないということで導入していないところもありますが、そのような病院では往々にしてインシデント報告の基準があいまいだったりして、指導させていただくこともあります。やはり何らかのレベル分けは、院内の医療従事者に共通の理解を得るためには必要と感じます。

　また、「対策」「反省点」などの項目を設けて、すべて当事者に書かせているようなレポートもあります（これでは反省文？始末書？）。もともと報告システムが、病院のシステムに潜むエラー要因を見つけ出し改善を促すためのものである以上、対策は安全管理部門などで考えるものであり、反省点を書かせてもあまり大きな意味はない（かえってレポートを書くモチベーションを損ねてしまう）ということは明らかです。WHO Draft Guidelines for Adverse Event Reporting and Learning Systemsでも述べられているように、「匿名性」「非処罰性」というのは院内にインシデント報告文化を根付かせるのに重要な要素と思われます。

> **コラム**　インシデントレポートの適正数はあるのか？

　新規に開設された精神科専門病院に内科医として勤務し、医療安全や院内感染防止などの委員会責任者を務めている。精神科医療は初めてであるが、精神科ならではの身体ケアの難しさがある。身体症状を妄想に絡めて表現したり、不快な症状があってもうまく訴えられなかったり、身体症状を見極めることが難しい方も多く、こちらが適切な対応を機敏に取れないこともある。認知症の患者さんの中には自立歩行できない状態であるのにベッドで立ち上がり転落骨折する人もあれば、39度Cの発熱があっても平然としてベッドを離れて歩き出したり、点滴チューブを自己抜去したりするなど、ひやひやする場合もある。また他の患者さんの食事に手を出すことや、ちょっとしたことで患者さん同士が絡んでしまう場面もある。拘束をかけることも制約があり、医療事故の宝庫とも見え、気を引き締めざるを得ない。

　新しい病院であり、何はともあれ安全安心な医療第一と考え日々取り組んでいるつもりであるが、その基礎作りはインシデントレポートの収集と分析、フィードバックにあると考えている。しかしインシデントレポートの適正数というのはあるのだろうか？以前日大の押田教授が年間でベッド数の2倍位という目安を話されていたことを記憶しているがどうなのだろうか？わが病院ではインシデントレポート提出を一生懸命勧奨し、院長自らが

積極的に提出する姿勢を示しているせいか、すごい勢いでインシデントレポートが集まっている。上記の目安の3倍位の提出数である。責任者として心配すべきか、喜ぶべきなのか、おそらく両方の側面があると思うが、その整理に追われる状況である。とにかく医療安全の実践に休みはなく、努力は毎日続けていてもまだまだこれでOKというサインはでないというのが病院現場の感覚である。保健所の定期立入検査はまだであるが、このような現状と職員の努力をどのように評価するのであろうか？

コラム　結構ある内部告発

　医療法に基づく立入検査を主管する当課には、医療機関職員を名乗る方々からの内部告発が時々寄せられます。内容は、根拠のない誹謗中傷から、医療法に抵触すると思われるものまで様々です。ただ、内部告発の多い医療機関は、立入検査に行っても、職員のコミュニケーションが十分に取れていなかったり、不満が多かったりすることがあるように感じます。職員間の十分なコミュニケーションは医療安全上も重要です。ということは、医療安全対策をしっかりして、職員の意見を良く聞き入れ、コミュニケーションをしっかり行えば、不要な内部告発も無くなる、ということかもしれません。

コラム　病棟巡視では医者に質問しよう！

　検査を通じて感じていることの一つに、医療安全推進がきちんと行われている病院では、医師が医療安全に協力的である、ということです。医療安全担当の看護師さんがいくら看護部で頑張っても限界があり、医師が研修会に参加してくれない、インシデントレポートを書いてくれない（医師が書くべき事案を看護師が代わりに書いている病院もありました。）、などという病院は、医療安全面に不安があるものです。立入検査の際、病棟巡視に出かけると、大抵その病棟の看護師長さんが対応してくれますが、私は敢えて病棟にいた医師に、医療安全指針や院内の医療安全のルールについて質問します。反応は、「はいはい、知りません、すいません。」と無関心な医師から、ばっちり回答できる医師まで様々です。中には、「そんなの医師には関係ない！」と不快感をあらわにする医師もいます。しかも、医師が非協力的な病院では、院長先生も医療安全に積極的でない印象があります。そのような院長の下で働く医療安全担当の看護師さんは、熱心であればあるほど燃え尽きてしまいます。

　今でも医師に対して、他の職種はなかなか強く意見が言えないものです。医師が非協力的だと医療安全はそこでストップしてしまいます。医療安全体制の推進は、患者さんに対しては当然ですが、医師に対しても大変メリットのあるものですから、ぜひ協力してい

だきたいものです。

> **コラム** 驚いた事務職員の言葉（法令なんだから守っていて当たり前）
>
> 　以前、医療安全指針について、いかに診療所の院長先生方に理解していただき、作成してもらいやすくするかを職員で集まって話していたところ、ある事務職の人が、「法令で決められているのだから守って当たり前でしょ。守らないのが悪い。どうしたら指針を作成してもらいやすくなるかなんて、何で話し合わないといけないのですか。」というようなことを発言しました。以前病棟で働いていた私は、その発言を聞いてびっくりしてしまいました。医療従事者は忙しくて、型通りの法律で求められていることより患者の命を守るというもっと大切なことがある。指針なんかはその後でいいじゃないか。という（不謹慎な）思いが自分の根底にまずあり、そこで、いかに臨床現場を尊重しつつ、法令遵守をお願いするかという視点でしか物事を考えていなかったのです。この事務さんの様な発想は全く持ち合わせていませんでした。確かに、医療現場を知らない人にとってはこのような考え方を持つのも自然なことなのかもしれません。我々は、医療現場の人々に法令遵守をお願いするだけではなく、行政内部に対しても、医療現場の実情などを訴えていく必要があることを改めて思い知りました。臨床現場にいたこともある自分が、行政と現場との良い橋渡しが出来ればなあと考えています。

2-11　院内感染対策のための体制の確保

> 質問2-11-1　以下のア〜キを満たす、院内感染対策の指針を整備しているか。
> 　　　　　（医療法施行規則第1条の11第2項第1号イ）　　　　　（はい・いいえ）
>
> 　　　　ア　院内感染対策に関する基本的考え方
> 　　　　イ　院内感染対策のための委員会（委員会を設ける場合を対象とする。）
> 　　　　　　その他の当該病院等の組織に関する基本的事項
> 　　　　ウ　院内感染対策のための従業者に対する研修に関する基本方針
> 　　　　エ　感染症の発生状況の報告に関する基本方針
> 　　　　オ　院内感染発生時の対応に関する基本方針
> 　　　　カ　患者等に対する当該指針の閲覧に関する基本方針
> 　　　　キ　その他の当該病院等における院内感染対策の推進のために必要な
> 　　　　　　基本方針

質問2-11-2　以下のア～カを満たす、院内感染対策のための委員会を開催しているか。
（医療法施行規則第1条の11第2項第1号ロ）　　　　（はい・いいえ）

　　　ア　管理及び運営に関する規程が定められていること。
　　　イ　重要な検討内容について、院内感染発生時及び発生が疑われる際の患者への対応状況を含め管理者へ報告すること。
　　　ウ　院内感染が発生した場合は、速やかに発生の原因を分析し、改善策の立案及び実施並びに従業者への周知を図ること。
　　　エ　院内感染対策委員会で立案された改善策の実施状況を必要に応じて調査し、見直しを行うこと。
　　　オ　月1回程度開催するとともに、重大な問題が発生した場合は適宜開催すること。
　　　カ　委員会の委員は職種横断的に構成されること。

質問2-11-3　以下のア～エを満たす従業者に対する院内感染対策のための研修を実施しているか。
（医療法施行規則第1条の11第2項第1号ハ）　　　　（はい・いいえ）

　　　ア　従業者に対する院内感染対策のための研修は、院内感染対策のための基本的考え方及び具体的方策について、当該研修を実施する病院等の従業者に周知徹底を行うことで、個々の従業者の院内感染に対する意識を高め、業務を遂行する上での技能やチームの一員としての意識の向上等を図るものであること。
　　　イ　当該病院等の実情に即した内容で、職種横断的な参加の下に行われるものであること。
　　　ウ　本研修は、病院等全体に共通する院内感染に関する内容について、年2回程度定期的に開催するほか、必要に応じて開催すること。また、研修の実施内容（開催又は受講日時、出席者、研修項目）について、記録すること。

質問2-11-4　以下のア～ウを満たす、当該病院等における感染症の発生状況の報告その他の院内感染対策の推進を目的とした改善のための方策を講じているか。
（医療法施行規則第1条の11第2項第1号ニ）　　　　（はい・いいえ）

　　　ア　院内感染の発生状況を把握するため、当該病院等における感染症

の発生動向の情報を共有することで、院内感染の発生の予防及びまん延の防止を図るものであること。
　　　イ　重大な院内感染等が発生し、院内のみでの対応が困難な事態が発生した場合、又は発生したことが疑われる場合には、地域の専門家等に相談が行われる体制を確保することが望ましいものであること。
　　　ウ　院内感染対策のための指針に即した院内感染対策マニュアルを整備する等、その他の院内感染対策の推進のために必要な改善策を図るとともに、それらを定期的に見直すことが望ましいものであること。

質問2-11-5　専任の院内感染対策を行う者を配置しているか。（※特定機能病院のみ対象。）
　　　　　　　　　　　　　　　　　　　　　　　　　　　　（はい・いいえ）

質問2-11-6　各医療機関の院内感染のアウトブレイクに対して支援がなされるよう、医療機関相互のネットワークに参加しているか。
　　　　（平成23年6月17日付け医政指発0617第1号　厚生労働省医政局指導課長通知）
　　　　　　　　　　　　　　　　　　　　　　　　　　　　（はい・いいえ）

質問2-11-7　医師、看護師、検査技師、薬剤師から成る感染制御チームを設置し、定期的に病棟ラウンドをしているか。
　　　　（およそ病床規模300床以上の病院を対象、平成23年6月17日付け医政指発0617第1号厚生労働省医政局指導課長通知）　　　（はい・いいえ）

ポイント
1) 院内感染対策のための指針は、医療法施行規則第1条の11第2項第1号ロに規定する院内感染対策のための委員会（以下「院内感染対策委員会」という。）の議を経て策定及び変更するものであることとし、当該指針は従業者へ周知徹底する。ただし、患者を入院させるための施設を有しない診療所及び妊婦等を入所させるための施設を有しない助産所においては、院内感染対策委員会の議を経ることを要しない。
2) 院内感染対策のための指針の策定については、「院内感染対策のための指針案及びマニュアル作成のための手引きの送付について」（平成19年5月8日付け　医政局指導課事務連絡）を参照。
3) 院内感染対策委員会の開催については、患者を入院させるための施設を有しない診療所及び妊婦等を入所させるための施設を有しない助産所については適用しない。
4) 研修については、患者を入所させるための施設を有しない診療所及び妊婦等を入所させるための施設を有しない助産所については、当該病院等以外での研修を受講することでも代用できるものとし、年2回程度の受講のほか、必要に応じて受講す

る。
5)「専任の院内感染対策を行う者」は、当該病院における院内感染対策を行う部門の業務に関する企画立案及び評価、病院内における職員の院内感染対策に関する意識の向上や指導等の業務を行うものであり、次に該当するものである必要がある。
① 医師、歯科医師、薬剤師又は看護師のうちのいずれかの資格を有していること。
② 院内感染対策に関する必要な知識を有していること。
◇「専任の院内感染対策を行う者」は、就業規則における通常の勤務時間の少なくとも半分以上の時間を院内感染対策業務に従事していること。（H15.11.5事務連絡）

コラム　清掃は院内感染対策の第一歩

　立入検査の場面では、清掃管理に関しても確認をしている。しかし、実際の清掃方法を確認すると、特に感染リスクの高い汚染区域等の清掃方法についての認識が薄い場合や湿式の拭き掃除がなされていないこともある。また、汚染された場所を清掃する職員の防護対策の取り決めがない、清掃用具の衛生管理ができていないことも見受けられる。以前、院内感染が生じた病院の実地調査をしたことがあるが、その病院では大変模範的な感染対策マニュアルができていたが、患者のベッド周りの環境整備に関しては不徹底であった。多剤耐性緑膿菌の院内感染の報告で、水周りの衛生管理の重要性が指摘されていた事例があったが、日頃の清掃管理も、院内感染の危険箇所を踏まえたチェックが重要である。

コラム　包交車がこんなところにあった

　立入検査の実地確認は、その医療機関の感染対策の実態を把握するうえで重要である。ある医療機関では、収容スペースが限られており、物品の置き場に苦慮していた。ナースステーション内も改善を要する状況にあり、さらに病棟を巡視すると、浴室に包交車が置かれていた。浴室は不適切なことは言うまでもないが、医療現場のあまりの忙しさは、このような医療従事者の感覚をも麻痺させてしまうのか、と考えさせられた場面であった。この時は、感染リスクの高い危険箇所を病棟担当者と一緒に確認して、スペースの利用について検討してもらうことにした。立入検査では、担当者との関係を築きながら、時には、このような働きかけも必要になる。

コラム　患者さんが元気だから・・・？

　精神科単科の病院や産科病院では、院内感染のサーベイランスや情報収集がやや不十分であることが多いように見受けられます。精神科病院では、病棟に擦式消毒薬を置いていないのは仕方ないとしても、それでいて看護師さんも消毒薬を携帯していなかったり（とても一処置二手洗いを励行しているとは思えない）、産科病院で、新生児沐浴槽を通常の消毒、洗浄を行って、レジオネラの検査を行っていなかったり・・・これはもしかして、患者さんが肉体的には元気な人が多いから？などと考えたりもしますが、やはり自分が院内感染の元凶になり得るんだ！という意識を皆さんに持っていただきたいと思います。

コラム　「りねん」？？

　立入検査で、外来を巡視しているときの出来事です。
　「この外来ではリネンはどのように扱っているのですか？」と聞くと、看護師が「こちらになります」と指差してくれました。そこにあったのは・・・「当院の『理念』」！
　病院機能評価などでは病院の理念について聞き取りすることもあると思いますので、こちらの聞き方も悪かったかもしれません。しかしその勘違いが可笑しくて、思わず笑いそうになってしまったものです。

コラム　私も院内感染対策を改善するからあなたの生活習慣も改善しなさい、と言った院長

　或る病院での立入検査の際、院内感染対策担当の当課の恰幅の良い検査職員（看護師）が、細身の院長先生に対して院内感染対策をもっと充実させた方が良いと話していました。院長先生は熱心に聞いておられましたが、最後に、「分かった、俺も院内感染対策を改善するからあなたも生活習慣を改善して痩せなさい。」とおっしゃいました。検査職員は突然のことにびっくりしていましたが、私はつい笑ってしまいました。来年度の立入検査までには、どちらも頑張らないといけないですね。

コラム　病院立入検査と共に行った保健所としての院内感染対策の確認

　当県では、病院の立入検査は県庁主管課が担当している。当保健所管内にある14病院のうち、昨年度4病院でノロウイルスによる感染性胃腸炎の集団発生が見られたため、本年度は保健所の感染症担当2名及び保健所長である私も同行して院内感染対策を確認した。

具体的にはチェックリストを基に、感染症対策委員会の活動状況、院内ラウンドの実施状況、また、infection control nurse、感染症発生状況のモニタリング、及び院内感染予防を目的とした研修会開催の有無について看護管理者からの聞き取りを行い、さらに標準予防策実施状況、特に手洗い・手袋・汚染物の取り扱いについて外来や各病棟の観察や職員への周知の確認を行った。
　病院での取組みの現状としては、院内感染対策チームによる定期的院内巡視や全員に対する定期的手洗いチェック、看護部のメンバーによる感染対策小委員会開催など、改善や周知徹底に取り組んでいる医療機関があった。手洗い・手袋に関する手順書は13施設で作成されていたが、具体的な処理方法に欠けていた施設もあった。排泄ケアに関しては、まだ4施設で手順書が出来ておらず、3施設では手順書があっても具体的な手順方法が欠けていた。半数の施設では、嘔吐や下痢への即時対応セットを各病棟に設置していた。外来および職員用トイレに、「嘔吐時には、職員に申し出てください」という表示の工夫をしている医療機関もあった。推進体制のしっかりしている医療機関では、具体的な取組みもしっかりされていた。
　立入検査に同行した院内感染対策の現場調査実施の感想としては、保健所・病院の院内感染担当者同士が顔見知りとなることで、感染症発生時や疑い時などにすぐに連絡が取れる関係性ができたと思う。病院の構造もわかり、病院の日頃の取組みや苦労を知ることができた。今後は感染症発生時のアドバイスをより的確にできると思う。また、地域における他の病院へのアドバイスにも役立てることができる。院内感染対策の充実には、費用もかかるため院内スタッフからの要望だけでは改善出来ないことも多いが、立入検査と一緒に行い、管理職に保健所から直接要望を伝えることにより、改善しやすくなるとの意見もあった。保健所職員にとっては、知識だけでなく現場を見ることにより、専門性を磨くことができる。
　現場を観察することにより様々なメリットが得られたので、来年度も継続して実施していきたい。

2-12　医薬品に係る安全管理のための体制の確保

質問2-12-1　医薬品の安全使用のための責任者を配置しているか。
　　　　　　（医療法施行規則第1条の11第2項第2号イ）　　　　　　（はい・いいえ）

質問2-12-2　従業者に対する医薬品の安全使用のための研修を実施しているか。
　　　　　　（医療法施行規則第1条の11第2項第2号ロ）　　　　　　（はい・いいえ）

質問2-12-3　医薬品の安全使用のための業務に関する手順書の作成及び当該手順書

　　　　に基づく業務を実施すること。
　　　　　（医療法施行規則第1条の11第2項第2号ハ）　　　　（はい・いいえ）

質問2-12-4　医薬品の安全使用のために必要となる情報の収集その他の医薬品の安
　　　　　全使用を目的とした改善のための方策を講ずること。
　　　　　（医療法施行規則第1条の11第2項第2号ニ）　　　　（はい・いいえ）

　ポイント
1)「医薬品の安全使用のための責任者」（以下「医薬品安全管理責任者」という。）を配置すること。ただし、病院においては管理者との兼務は不可とする。
2) 医薬品安全管理責任者は、医薬品に関する十分な知識を有する常勤職員であり、医師、歯科医師、薬剤師、助産師（助産所の場合に限る）、看護師又は歯科衛生士（主として歯科医業を行う診療所に限る。）のいずれかの資格を有していること。
3) 医薬品安全管理責任者は、病院等の管理者の指示の下に、次に掲げる業務を行うものとする。なお、病院及び患者を入院させるための施設を有する診療所においては、安全管理委員会との連携の下、実施体制を確保する。
   ①　医薬品の安全使用のための業務に関する手順書の作成
   ②　従業者に対する医薬品の安全使用のための研修の実施
   ③　医薬品の業務手順書に基づく業務の実施
   ④　医薬品の安全使用のために必要となる情報の収集その他の医薬品の安全確保を目的とした改善のための方策の実施
4) 従業者に対する医薬品の安全使用のための研修の内容については、具体的には次に掲げる事項が考えられる。また、研修の実施については必要に応じて行うこととし、他の医療安全に係る研修と併せて実施しても差し支えない。
   ①　医薬品の有効性・安全性に関する情報、使用方法に関する事項
   ②　医薬品の安全使用のための業務に関する手順書に関する事項
   ③　医薬品による副作用等が発生した場合の対応（施設内での報告、行政機関への報告等）に関する事項
5) 医薬品の安全使用のための業務に関する手順書（以下「医薬品業務手順書」という。）については、医薬品の取扱いに係る業務の手順を文書化したものである。
6) 病院及び患者を入院させるための施設を有する診療所における医薬品業務手順書の作成又は変更は、安全管理委員会において協議した上で行う。
7) 医薬品業務手順書には、病院等の規模や特徴に応じて、次に掲げる事項を含むものである。
   ①　病院等で用いる医薬品の採用・購入に関する事項
   ②　医薬品の管理に関する事項（例＝医薬品の保管場所、薬事法（昭和35年法律第145号）などの法令で適切な管理が求められている医薬品（麻薬・向精神薬、覚

せい剤原料、毒薬・劇薬、特定生物由来製品等）の管理方法）
　③　患者に対する医薬品の投薬指示から調剤に関する事項（例＝患者情報（薬剤の服用歴、入院時に持参してきた薬剤等）の収集、処方せんの記載方法、調剤方法、処方せんや調剤薬の鑑査方法）
　④　患者に対する与薬や服薬指導に関する事項
　⑤　医薬品の安全使用に係る情報の取扱い（収集、提供等）に関する事項
　⑥　他施設（病院等、薬局等）との連携に関する事項
8）医薬品業務手順書は、作成後も必要に応じて見直しを行う必要がある。
9）当該手順書に基づく業務の実施については、医薬品安全管理責任者は、従業者の業務が医薬品業務手順書に基づき行われているか定期的に確認し、確認内容を記録すること。
10）病院等において医薬品業務手順書の策定については、「医薬品の安全使用のための業務手順書作成マニュアルについて」（平成19年3月30日付け医政総発第0330001号・薬食総発第0330001号）を参照。
11）医薬品安全管理責任者は、医薬品の添付文書の情報のほか、医薬品製造販売業者、行政機関、学術誌等からの情報を広く収集し、管理するとともに、得られた情報のうち必要なものは当該情報に係る医薬品を取り扱う従業者に迅速かつ確実に周知徹底を図る。
12）情報の収集等に当たっては、薬事法において、
　①　製造販売業者等が行う医薬品の適正な使用のために必要な情報の収集に対して病院等が協力するよう努める必要があること等（薬事法第77条の3第2項及び第3項）、
　②　病院若しくは診療所の開設者又は医師、歯科医師、薬剤師その他の医薬関係者は、医薬品について、当該品目の副作用等の発生を知った場合において、保健衛生上の危害の発生又は拡大を防止するため必要があると認めるときは、厚生労働大臣に対して副作用等を報告することが義務付けられていること（薬事法第77条の4の2第2項）に留意する必要があること。
13）医薬品の安全使用のために必要となる情報の収集その他の医薬品の安全使用を目的とした改善のための方策については、「医薬品の販売名の類似性等による医療事故防止対策の強化・徹底について（注意喚起）」（平成20年12月4日付け医政発第1204001号、薬食発第1204001号）を参照。

コラム　医薬品・医療機器の安全対策

　医薬品や医療機器の安全対策を図るための情報収集源として、日本病院薬剤師会の「医薬品安全使用実践推進事業」の資料には、緊急安全性情報、添付文書改訂のお知らせ、

「医薬品・医療機器等安全性情報」、Drug Safety Update、医薬品医療機器情報提供ホームページが挙げられています。

　緊急安全性情報は、重大な副作用など、特に緊急の連絡を必要とする場合に、厚生労働省の指示により製薬会社が配布するもので、赤枠を付けた黄色い用紙に「緊急安全性情報」の文字が赤枠・黒字で記されており、「ドクター・レター」、「イエローペーパー」とも呼ばれています。製薬会社は、厚生労働省の指示から4週間以内に、医療機関や医療関係者に、原則として直接配布のうえ、内容の説明を行うことになっています。

　添付文書改訂のお知らせは、厚生労働省が、医薬品を使う上での新たな注意事項を製薬会社に指示して改訂される場合など、添付文書の改訂に伴って製薬会社から提供される情報です。

　「医薬品・医療機器等安全性情報」は、厚生労働省で収集した副作用等の情報をもとに、医薬食品局安全対策課から、約1ヶ月毎に発行されているものです。背景には、薬事法に基づいて、医薬品や医療機器の使用によると疑われる副作用・感染症・不具合の情報を、医師、歯科医師、薬剤師その他の医薬関係者から厚生労働大臣へ報告する制度(「医薬品・医療機器等安全性情報報告制度」)があります。

　「医薬品安全対策情報(Drug Safety Update：DSU)」は、日本製薬団体連合会(安全性委員会安全対策情報部会)が、財団法人・日本公定書協会の協力の下に、原則として年10回、部会に参加している製薬会社の製品添付文書における「使用上の注意」の改訂情報として、医療機関(約23万施設)に向けて送付しているものです。

　医薬品医療機器情報提供ホームページ(http://www.info.pmda.go.jp/)は、医薬品医療機器総合機構が、医薬品や医療機器の安全性に関する情報を掲載しているサイトであり、上述した各種の情報をネット上で見ることが出来るようになっています。

　また、「医薬品医療機器情報配信サービス」として、無料メールで医薬品や医療機器の安全性情報を医療関係者に提供するサービスも行っています。

　安全を確保するためには、これらの情報を有効に活用することが課題になります。

2-13　医療機器に係る安全管理のための体制の確保

質問2-13-1　医療機器の安全使用のための責任者を配置しているか。
　　　　　　(医療法施行規則第1条の11第2項第3号イ)　　　　　(はい・いいえ)

質問2-13-2　従業者に対する医療機器の安全使用のための研修を実施しているか。
　　　　　　(医療法施行規則第1条の11第2項第3号ロ)　　　　　(はい・いいえ)

質問2-13-3　医療機器の保守点検に関する計画の策定及び保守点検を適切に実施し

> ているか。
> 　（医療法施行規則第1条の11第2項第3号ハ）　　　（はい・いいえ）

> 質問2-13-4　医療機器の安全使用のために必要となる情報の収集その他の医療機器の安全使用を目的とした改善のための方策を講じているか。
> 　（医療法施行規則第1条の11第2項第3号ニ）　　　（はい・いいえ）

ポイント
1) 当該医療機器には病院等において医学管理を行っている患者の自宅その他病院等以外の場所で使用されている医療機器も含まれる。
2) 医療機器の安全使用のための責任者（以下「医療機器安全管理責任者」という。）を配置する。
　　ただし、病院においては管理者との兼務は不可とする。
3) 医療機器安全管理責任者は、医療機器に関する十分な知識を有する常勤職員であり、医師、歯科医師、薬剤師、助産師（助産所の場合に限る）、看護師、歯科衛生士（主として歯科医業を行う診療所に限る）、診療放射線技師、臨床検査技師又は臨床工学技士のいずれかの資格を有していること。
4) 医療機器安全管理責任者は、病院等の管理者の指示の下に、次に掲げる業務を行うものとする。
　　なお、病院及び患者を入院させるための施設を有する診療所においては、安全管理委員会との連携の下、実施体制を確保する。
　① 従業者に対する医療機器の安全使用のための研修の実施
　② 医療機器の保守点検に関する計画の策定及び保守点検の適切な実施
　③ 医療機器の安全使用のために必要となる情報の収集その他の医療機器の安全使用を目的とした改善のための方策の実施
5) 医療機器安全管理責任者は、以下に掲げる従業者に対する医療機器の安全使用のための研修を行う。
　① 新しい医療機器の導入の研修
　　病院等において使用した経験のない新しい医療機器を導入する際には、当該医療機器を使用する予定の者に対する研修を行い、その実施内容について記録すること。
　② 特定機能病院における定期研修
　　特定機能病院においては、特に安全使用に際しての技術の習熟が必要と考えられる医療機器に関しての研修を定期的に行い、その実施内容について記録すること。
6) 研修の内容については、次に掲げる事項とする。なお、他の医療安全に係る研修と併せて実施しても差し支えない。また、上記①、②以外の研修については必要に

応じて開催する。
  ① 医療機器の有効性・安全性に関する事項
  ② 医療機器の使用方法に関する事項
  ③ 医療機器の保守点検に関する事項
  ④ 医療機器の不具合等が発生した場合の対応（施設内での報告、行政機関への報告等）に関する事項
  ⑤ 医療機器の使用に関して特に法令上遵守すべき事項
7) 医療機器安全管理責任者は、医療機器の特性等にかんがみ、保守点検が必要と考えられる医療機器については保守点検計画の策定等を行う。
  ①保守点検計画の策定
    ア　保守点検に関する計画の策定に当たっては、薬事法の規定に基づき添付文書に記載されている保守点検に関する事項を参照すること。また、必要に応じて当該医療機器の製造販売業者に対して情報提供を求めること。
    イ　保守点検計画には、機種別に保守点検の時期等を記載すること。
  ②　保守点検の適切な実施
    ア　保守点検の実施状況、使用状況、修理状況、購入年等を把握し、記録すること。
    イ　保守点検の実施状況等を評価し、医療安全の観点から、必要に応じて安全面に十分配慮した医療機器の採用に関する助言を行うとともに、保守点検計画の見直しを行うこと。
    ウ　医療機器の保守点検を外部に委託する場合も、法第15条の2に規定する基準を遵守すること。なお、外部に委託する際も保守点検の実施状況等の記録を保存すること。
8) 医療機器の安全使用のために必要となる情報の収集その他の医療機器の安全確保を目的とした改善のための方策の実施については、次の要件を満たすものとする。
  ①　添付文書等の管理
    医療機器安全管理責任者は、医療機器の添付文書、取扱説明書等の医療機器の安全使用・保守点検等に関する情報を整理し、その管理を行うこと。
  ②　医療機器に係る安全情報等の収集
    医療機器安全管理責任者は、医療機器の不具合情報や安全性情報等の安全使用のために必要な情報を製造販売業者等から一元的に収集するとともに、得られた情報を当該医療機器に携わる者に対して適切に提供すること。
  ③　病院等の管理者への報告
    医療機器安全管理責任者は、管理している医療機器の不具合や健康被害等に関する内外の情報収集に努めるとともに、当該病院等の管理者への報告等を行うこと。
9) 情報の収集等に当たっては、薬事法において、

①　製造販売業者等が行う医療機器の適正な使用のために必要な情報の収集に対して病院等が協力するよう努める必要があること等（薬事法第77条の3第2項及び第3項）、
②　病院若しくは診療所の開設者又は医師、歯科医師、薬剤師その他の医薬関係者は、医療機器について、当該品目の副作用等の発生を知った場合において、保健衛生上の危害の発生又は拡大を防止するため必要があると認めるときは、厚生労働大臣に対して副作用等を報告することが義務付けられていること（薬事法第77条の4の2第2項）に留意する必要があること。
10）管理者の医療機器に係る安全管理のための体制確保のための措置については、「医療機器に係る安全管理のための体制確保に係る運用上の留意点について」（平成19年3月30日付け医政指発第0330001号　医政研発第0330018号）を参照。
11）医療機器の安全確保等のため、医療機器事業者が医療現場に立ち入る際の留意事項については、「医療機関等における医療機器の立会いに関する基準について」（平成18年11月10日付け医政経発第1110001号）を参照。
12）医療機器の安全使用のために必要となる情報の収集その他の医療機器の安全使用を目的とした改善のための方策については、「医薬品の販売名の類似性等による医療事故防止対策の強化・徹底について（注意喚起）」（平成20年12月4日付け医政発第1204001号　薬食発第1204001号）を参照。

コラム　微量採血用穿刺器具について

　昨年度立入検査時、病院のナースステーションを巡回した際に、針刺し事故防止対策を指導していたところ、血糖測定に微量採血用穿刺器具を導入したとの説明があり、デモで監視員の血糖測定を行った。先端部が肌に接触するタイプの器具で、針は交換し2回採血した。インシュリン注器は個人用であったが、血糖測定用穿刺器具は、個数が少なく共用しており、監視員として何の疑問も持っていなかった。
　平成20年5月、微量採血用穿刺器具の問題が発覚した際、平成18年3月通知が保健所に届いていないことが判明した。立入検査の重点事項として器具使用を確認し、指導を徹底するべき事例と思うが、平成18年度、19年度の国からの立入検査の実施通知の中には、当該通知は留意事項として盛り込まれていなかった。医療機関へのアンケート調査の結果、病院は60％、診療所は16％に不適切使用があったと回答し、残念な結果であった。
　医療リスクを察知し、未然に防ぐための行政からの通知の周知方法について再考するよい機会となった。

3. 帳票・記録

3-1 診療録の管理、保存

> 質問3-1-1　診療録に必要な事項が記載されているか。
> 　　　　　（医師法第24条、医師法施行規則第23条、歯科医師法第23条、歯科医師法施行規則第22条）　　　　　　　　　　　　　　　（はい・いいえ）
>
> 　　　　　はい　の場合は以下の各項を満たすことを確認する
> 　　　　　ア　診療を受けた者の住所、氏名、性別、年齢
> 　　　　　イ　病名、主要症状
> 　　　　　ウ　治療方法（処方及び処置）
> 　　　　　エ　診療の年月日

ポイント
1) 所見記載内容の質と量：一定の基準は明示しがたいが、常識を踏まえた内容が求められる。極端に省略あるいは記載頻度の低いものは不十分と言える。
2) 指示事項及び確認了解等の記録：医師の指示はもちろんのこと、それに対する看護側の了解、あるいは遂行後の確認等に際し担当者が記名を行うことで、それぞれの手順に対し記録を残すことが望ましい。
3) 診察上、より重要な場面の記録、例えば、患者や家族に対する告知や、治療方針の説明とそれに対する患者側の意見・同意等についても記載することが望ましい。
4) 保険診療の場合、保険医療機関及び保険医療養担当規則第22条の規定により診療録の様式が規定されている。
5) 麻薬及び向精神薬取締法第41条の規定により、麻薬施用者は、麻薬を施用し、又は施用のため交付したときは、医師法又は歯科医師法に規定する診療録に、患者の氏名及び住所、病名、主要症状、施用し又は施用のために交付した麻薬の品名及び数量並びに施用又は交付の年月日を記載しなければならない。

> 質問3-1-2　過去5年間の診療録が保存されているか。
> 　　　　　（医師法第24条、歯科医師法第23条）　　　　　　　（はい・いいえ）

ポイント
1) 保存期間の起算時は、当該患者に対する診療が完結した日からと考えられている（保険医療機関及び保険医療養担当規則第9条）

2) 民間事業者等が行う書面の保存等における情報通信の技術の利用に関する法律等の施行等について（平成17年3月31日付け医政発0331009、薬食発0331020、保発0331005）（基準）
   ① 保存義務のある情報の真正性が確保されていること
   ② 保存義務のある情報の見読性が確保されていること
   ③ 保存義務のある情報の保存性が確保されていること
3) 電子カルテシステムを導入している場合は、「医療情報システムの安全管理に関するガイドライン第4.1版（平成22年2月／厚生労働省）」に即したものであること。

質問3-1-3　診療した医師の署名があるか。
　　　　　（保険医療機関及び保険医療養担当規則第22条）　　　　（はい・いいえ）

ポイント
1) 医師の署名は責任の所在を明らかにするものである。複数の者によって記載される場合は、主治医を明らかにして、主治医による記名は省略するにしても、それ以外の者の診療の際は、その都度明らかにする。

3-2　助産録の管理、保存

質問3-2-1　助産録に必要な事項が記載されているか。
　　　　　（保助看法第42条、保助看法施行規則第34条）　　　（はい・いいえ）

　　　　　はい　の場合は以下の各項を満たすことを確認する
　　　　　ア　妊産婦の住所、氏名、年齢及び職業
　　　　　イ　分べん回数及び生死産別
　　　　　ウ　妊産婦の既往疾患の有無及びその経過
　　　　　エ　今回妊娠の経過、所見及び保健指導の要領
　　　　　オ　妊娠中医師による健康診断受診の有無（結核、性病検査含む）
　　　　　カ　分べんの場所及び年月日時分
　　　　　キ　分べんの経過及び処置
　　　　　ク　分べん異常の有無、経過及び処置
　　　　　ケ　児の数及び性別、生死別
　　　　　コ　児及び胎児附属物の所見
　　　　　サ　産じょくの経過及びじょく婦、新生児の保健指導の要領
　　　　　シ　産後の医師による健康診断の有無

> 質問3-2-2　過去5年間の助産録が保存されているか。
> 　　　　　（保助看法第42条）　　　　　　　　　　（はい・いいえ）

ポイント
1) 病院・診療所に勤務する助産師が医師の補助者として業務を行う場合であっても、その業務の内容に分娩の介助に該当する行為があるときは、当該助産師は保健師助産師看護師法上の助産録の記載義務を負う。又、医師が診療録にそれを記載することで助産録に替えることはできない。医師は医師法上の、助産師は保健師助産師看護師法上のそれぞれ記録の記載義務を負う。
2) 助産録は病院、診療所、又は助産所に勤務する助産師のなした助産に関するものは、その病院、診療所又は助産所の管理者において、その他の助産に関するものは、その助産師において5年間これを保存しなければならない。

3-3　診療に関する諸記録の保管

> 質問3-3-1　患者が入院したときは入院診療計画書を、退院したときは退院療養計画書を作成、交付しているか。
> 　　　　　（医療法第6条の4、医療法施行規則第1条の5〜8）　　（はい・いいえ）
>
> 質問3-3-2　過去2年間の診療に関する記録が保管されているか。
> 　　　　　（医療法第21条、同法施行規則第20条第10号）　　　（はい・いいえ）
>
> 　　　　　　はい　の場合は以下の諸記録を確認する
> 　　　　　ア　病院日誌
> 　　　　　イ　各科診療日誌
> 　　　　　ウ　処方せん
> 　　　　　エ　手術記録
> 　　　　　オ　看護記録
> 　　　　　カ　検査所見記録
> 　　　　　キ　エックス線写真
> 　　　　　ク　入院患者及び外来患者数を明らかにする帳簿
> 　　　　　ケ　入院診療計画書

ポイント
1) 医療法第6条の4（原文）
1　病院又は診療所の管理者は、患者を入院させたときは、厚生労働省令で定めるところにより、当該患者の診療を担当する医師又は歯科医師により、次に掲げる事項

を記載した書面の作成並びに当該患者又はその家族への交付及びその適切な説明が行われるようにしなければならない。ただし、患者が短期間で退院することが見込まれる場合その他の厚生労働省令で定める場合は、この限りでない。
一　患者の氏名、生年月日及び性別
二　当該患者の診療を主として担当する医師又は歯科医師の氏名
三　入院の原因となった傷病名及び主要な症状
四　入院中に行われる検査、手術、投薬その他の治療（入院中の看護及び栄養管理を含む。）に関する計画
五　その他厚生労働省令で定める事項
2　病院又は診療所の管理者は、患者又はその家族の承諾を得て、前項の書面の交付に代えて、厚生労働省令で定めるところにより、当該書面に記載すべき事項を、電子情報処理組織を使用する方法その他の情報通信の技術を利用する方法であって厚生労働省令で定めるものにより提供することができる。
3　病院又は診療所の管理者は、患者を退院させるときは、退院後の療養に必要な保健医療サービス又は福祉サービスに関する事項を記載した書面の作成、交付及び適切な説明が行われるよう努めなければならない。
4　病院又は診療所の管理者は、第一項の書面の作成に当たっては、当該病院又は診療所に勤務する医師、歯科医師、薬剤師、看護師その他の従業者の有する知見を十分に反映させるとともに、当該書面に記載された内容に基づき、これらの者による有機的な連携の下で入院中の医療が適切に提供されるよう努めなければならない。
5　病院又は診療所の管理者は、第三項の書面の作成に当たっては、当該患者の退院後の療養に必要な保健医療サービス又は福祉サービスを提供する者との連携が図られるよう努めなければならない。
2）良質な医療を提供する体制の確立を図るための医療法等の一部を改正する法律の一部の施行について（平成19年3月30日付け医政発第0330010号）
入院診療計画書及び退院療養計画書に関する事項について
　①　入院診療計画書について
　　ア　病院又は診療所の管理者は、患者が入院した日から起算して7日以内に、診療を担当する医師等により、入院中の治療に関する計画等を書面にて作成し、患者又はその家族へ交付し適切な説明が行われるようにしなければならないこととしたこと。
　　イ　入院診療計画書の交付及び適切な説明を行うことを要しない場合として、次の場合を定めるものであること。
　　　ア）患者が入院した日から起算して7日以内で退院することが見込まれる場合
　　　イ）入院診療計画書を交付することにより、病名等について情報提供することとなり、当該患者の適切な診療に支障を及ぼすおそれがある場合
　　　ウ）入院診療計画書を交付することにより、人の生命、身体又は財産に危険を

　　　　　生じさせるおそれがある場合
　　　　　なお、イに該当するとの判断を行う場合については、当該患者の家族とよく話し合うことが必要であること。
　　ウ　法第6条の4第1項第5号に規定する事項は、次のとおりとすること。
　　　ア）推定される入院期間
　　　イ）リハビリテーションの計画等、病院又は診療所の管理者が、患者への適切な医療の提供のために必要とする事項
　　エ　病院又は診療所の管理者は、患者又はその家族の承諾を得て、入院診療計画書の交付に代えて、入院診療計画書の記載事項を次の方法により提供することができるものであること。ただし、この場合には、患者又はその家族がファイルへの記録を出力することにより書面を作成することができるものでなければならないこと。
　　　ア）パソコン等のモニター画面で表示する方法
　　　イ）電子メールにより送信し、受信者の使用するパソコン等に備えられたファイルに記録する方法
　　　ウ）インターネットにより患者又はその家族の閲覧に供し、患者又はその家族の使用するパソコン等に備えられたファイルに記録する方法
　　　エ）フロッピーディスク、CD-ROM等に入院診療計画書に記載すべき事項を記録し、それを交付する方法
　②　退院療養計画書について
　　　病院又は診療所の管理者は、患者の退院時に、退院後の療養に必要な保健医療サービス又は福祉サービスに関する事項を記載した書面の作成、交付及び適切な説明が行われるよう努めなければならないものであること。
3) 診療録、処方せんの他は、他法令に記載事項が規定されているわけでなく、病院によってその記録の呼称が異なる場合がある。
4) 諸記録の内容
　①　病院日誌（病院の経営管理に関する総合的特記事項の日誌）
　②　各科診療日誌（各科別の診療管理上の総括的事項の日誌並びに看護に関する記録日誌）
　③　処方せん（患者の氏名、年齢、薬名、分量、用法、用量、発行年月日、使用期間及び病院若しくは診療所の名称、及び所在地又は医師の住所を記載し、記名押印又は署名されたもの）
　④　手術記録（手術室の管理及び各科の利用状況などの事項の記録）
　⑤　看護記録
　⑥　検査所見記録（検査室において行われた検査結果の記録）
　⑦　エックス線写真
　⑧　入院患者及び外来患者の数を明らかにする帳簿（注：病院日誌に記入されてい

ても差し支えない。）
⑨　入院診療計画書（患者が入院した日から起算して7日以内に診療を担当する医師により、入院中の治療に関する計画等を書面にて作成し、患者又は家族へ交付し適切な説明を行うこと。）

> **コラム**　院外から持ち込まれた疥癬
>
> 　地域の中核病院で、老人福祉施設等からの転入院患者が、入院後に相次いで疥癬を発症し、病棟をあげた対応を迫られることになったことがあった。疥癬は潜伏期間が長いこともあり、かなり注意して対策を講じていても防ぎ得ないこともまれにある。特に問題になるのは、老人福祉施設の感染対策が不徹底なこと、施設から転院先の医療機関への患者の情報提供が不足していること（入院を拒まれることを恐れて情報を意図的に提供しない場合も考えられる）などである。
> 　このような問題に対しては、保健所などの行政機関が老人福祉施設等の感染対策強化と情報提供体制の改善を指導するために介入する必要がある。医療機関の院内感染を防ぐには、地域全体の感染情報のネットワークを密に行うことも重要である。

質問3-3-3　特定機能病院として厚生労働大臣の承認を受けている場合は、過去2年間の診療に関する諸記録が整理保管されているか。
　　　　　（医療法第22条の2、医療法施行規則22条の3）　　　（はい・いいえ）

　　　　はい　の場合は以下の諸記録を確認する
　　　　ア　病院日誌
　　　　イ　各科診療日誌
　　　　ウ　処方せん
　　　　エ　手術記録
　　　　オ　看護記録
　　　　カ　検査所見記録
　　　　キ　エックス線写真
　　　　ク　紹介状
　　　　ケ　退院した患者に係る入院期間中の診療経過の要約
　　　　コ　入院診療計画書

ポイント
1）地域医療支援病院についても上記の診療に関する諸記録の整理保管が義務付けられている。

> **コラム**　医療法第41条
>
> 　医療法第41条には「法第26条の規定により厚生労働大臣が命ずる医療監視員は、医療に関する法規及び病院、診療所又は助産所の管理について相当の知識を有する者でなければならない。」とあります。
> 　私の所属する保健所では、無床診療所の立入検査を5年に一回実施しています。病院、有床診療所、歯科診療所、助産所も合わせると相当な数になるため、一人医師である私は無床診療所の立入検査にはあまり同行することができません。その年は「地域保健・医療」医師臨床研修が保健所で始まった平成17年であり、研修医の教育の場とするため指導医として同行してその場面に遭遇しました。その無床診療所では、手を洗うためにベイスンに消毒液を入れており、そこにタオルがかかっていなかったのを見て、医療監視員はこう言ったのです。「ここにタオルをかけておくようにしてください。」私はしばし絶句した後、立ち直って、「手洗いは流水と石鹸で行い、ペーパータオル使用が望ましいですね。」とようやく伝えました。
> 　刻々と進歩する医学・医療に対応して「病院を科学的で、かつ適正な医療を行う場にふさわしいものとする」ために行う立入検査とはどうあるべきでしょうか。医療監視員自体にも継続的組織的な研修が必要ではないでしょうか。「ここにタオルをかけておくようにしてください。」と言った医療監視員を責めることは現状ではとてもできません。

3-4　病院の管理及び運営に関する諸記録の保管

質問3-4-1　地域医療支援病院として都道府県知事の承認を受けている場合は、過去2年間の病院の管理及び運営に関する諸記録が整理保管されているか。
　　　　　（医療法第22条、医療法施行規則第21条の5第3号）　　　　（はい・いいえ）

　　　　はい　の場合は以下の実績を明らかにする帳簿を確認する
　　　　　ア　共同利用の実績
　　　　　イ　救急医療の提供の実績
　　　　　ウ　地域の医療従事者の資質の向上を図るための研修の実績
　　　　　エ　閲覧実績
　　　　　オ　紹介患者に対する医療提供の実績
　　　　　カ　他の病院又は診療所に対する患者紹介の実績

質問3-4-2　特定機能病院として厚生労働大臣の承認を受けている場合は、過去2年間の病院の管理及び運営に関する諸記録が整理保管されているか。

(医療法第22条の2、医療法施行規則第22条の3第3号)　　　（はい・いいえ）

　　　はい　の場合は以下の実績を明らかにする帳簿を確認する
　　　　ア　従業者数を明らかにする帳簿
　　　　イ　高度の医療の提供の実績
　　　　ウ　高度の医療技術の開発及び評価の実績
　　　　エ　高度の医療の研修の実績
　　　　オ　閲覧実績
　　　　カ　紹介患者に対する医療提供の実績
　　　　キ　入院患者、外来患者及び調剤の数を明らかにする帳簿
　　　　ク　第九条の二十三第一項第一号並びに第一条の十一第一項に規定する体制の確保及び同条第二項に規定する措置の状況を明らかにする帳簿（安全管理及び院内感染対策のための体制の確保の状況を明らかにする帳簿）

3-5　エックス線装置等に関する記録

　6．放射線管理を参照

3-6　院内掲示

質問3-6-1　病院又は診療所の管理者が見やすい場所に定められた掲示をしているか。
（医療法第14条の2）　　　　　　　　　　　　　　　　（はい・いいえ）

　　　はい　の場合は以下の各項を満たすことを確認する
　　　　ア　管理者の氏名
　　　　イ　診療に従事する医師又は歯科医師の氏名
　　　　ウ　医師又は歯科医師の診療日及び診療時間
　　　　エ　建物の内部に関する案内（病院の場合に限る）

ポイント
1) ア〜ウは、病院又は診療所の入口、受付又は待合所の付近の見やすい場所に掲示しなければならない。
2) イにつき、医師、歯科医師が複数いる場合においては、そのすべての氏名、診療日、診察時間を掲示しなければならない。
3) 助産所において業務に従事する助産師が複数いる場合においては、そのすべての

氏名、及び各々の就業の日時を掲示する
4) 院内の掲示物については、医療法第6条の5の広告制限は適用されない。
5) 4)は各診療科の位置、各病棟の位置等を図面、標識等により示す意味である。

> **コラム** メディカル・サージを知っていますか？
>
> 　医療安全を考えるとき、日常遭遇する医療事故や院内感染のみでなく、メディカル・サージ（医療機関収容力または対応能力を超える緊急事態）も想定する必要があるのではないでしょうか？滅多に起きないが、もし起こると結果が重大な自然災害では、医療機関の設備が破損し、ライフラインが途絶えたり、マンパワーが不足したりと、収容能力の観点から入院・外来患者に健康危機が迫ります。また、日常の対応能力を超えるような疾患に罹患した患者、例えば、エボラ出血熱などの一類感染症やSARS、あるいは、地下鉄サリン事件のような生物化学テロの被害者など、「想定外」の患者が、前触れもなく、たまたま受診してしまったような場合には、患者・スタッフにも危機が迫ります。グローバル化した現代においては、絶対「想定外」とは言えないでしょう。このようなメディカル・サージに備えるには、まず、①起こり得ることを知って危機感を共有すること、②院内でできることは何か、③医療機関間でできることは何か、④保健所・行政機関にできることは何か、⑤被害を最小化するために協働することは何か、など平時からの備えが重要ではないでしょうか？
> 　現在、社会セキュリティに関する国際標準化が進められており、ISO/TC223において事業継続計画を当面の目標として策定中です。今後、社会セキュリティの国際標準として官民問わず多方面に影響を及ぼすことが予想されます。

4. 業務委託

4-補　業務委託全般　（医療法第15条の2）

質問4-a　委託業務に関する病院側の管理担当者が定められているか。
　　　　　　　　　　　　　　　　　　　　　　　　　　（はい・いいえ）

　　　　　はい　⇒　担当者の職種・氏名（　　　　　　　　　　）

質問4-b　病院側より直接、委託業務従事者への教育が行われているか。
　　　　　　　　　　　　　　　　　　　　　　　　　　（はい・いいえ）

質問4-c　委託業務の事故発生時の対応手順が定められているか。
　　　　　　　　　　　　　　　　　　　　　　　　　　（はい・いいえ）

ポイント
1) 委託業務従事者への研修内容としては、病院職員と同様に患者への接遇や院内感染対策など病院での業務に必要な項目が盛り込まれていることが望ましい。
2) 委託業務に関連して事故が発生した場合には業者が独自に処理せず、必ず病院側の責任者へ報告し、指示を受けられるような手順が定められている必要がある。

4-1　検体検査　（医療法施行規則第9条の8）

＜外部委託＞

質問4-1-1　委託契約書があるか。　　　　　　　　　　（はい・いいえ）

　　　　　はい　⇒　機関名（　　　　　　　　　　　　）
　　　　　委託期間　始期：平成　　年　　月　　日
　　　　　　　　　　終期：平成　　年　　月　　日

質問4-1-2　都道府県知事の登録もしくは厚生労働大臣の指定を受けた業者への委託であるか。
　　　　　（医療法第15条の2、医療法施行規則第9条の8第2項）　　（はい・いいえ）

ポイント

1) 衛生検査所及び昭和56年3月2日付け厚生省告示第17号により厚生大臣が定める施設（保健所、検疫所、犯罪鑑識施設）に外部委託する場合、当該検査項目は指導なしとする。
2) 病院において衛生検査所等に検体検査業務を委託している場合、臨床検査施設を設ける必要はないが、夜間・救急時の検査体制を確認すること。
　　また、生理学的検査を行う場所は、原則として病院又は診療所など医業の行われる場所に限定されるものであること。（平成13年2月22日付け　医療法等の一部を改正する法律等の施行について）

＜院内委託＞

質問4-1-3　規則で定める基準に適合するものに委託しているか。 　　　　　（医療法第15条の2）	（はい・いいえ）
はい　⇒　受託機関名（　　　　　　　　　　）	
質問4-1-4　受託業務の責任者が配置されているか。 　　　　　（医療法第15条の2）	（はい・いいえ）
はい　⇒　責任者の職種（　　　　　　　　）	
質問4-1-5　受託業務を指導監督する医師が選任されているか。 　　　　　（医療法第15条の2、同法施行規則第9条の8）	（はい・いいえ）
質問4-1-6　委託業者は所定の検査用機械器具を有しているか。 　　　　　（医療法第15条の2）	（はい・いいえ）
質問4-1-7　専ら精度管理を職務する者として、医師又は臨床検査技師を有しているか。 　　　　　（医療法第15条の2）	（はい・いいえ）
質問4-1-8　委託契約書があるか。	（はい・いいえ）
はい　⇒　委託期間　始期：平成　　年　　月　　日 　　　　　　　　　　　　　　　終期：平成　　年　　月　　日	
質問4-1-9　標準作業書を整備し、従事者に周知しているか。	

　　　　　　（医療法第15条の2）　　　　　　　　　　　　　　　（はい・いいえ）

　　　　　　はい　⇒　作業書の項目に応じた作業日誌があり少なくとも2年間保存
　　　　　　　　　　されているか。　　　　　　　　　　　　　（はい・いいえ）

質問4-1-10　業務案内書があるか。
　　　　　　（医療法第15条の2）　　　　　　　　　　　　　　　（はい・いいえ）

質問4-1-11　精度管理が実施されているか。
　　　　　　（医療法第15条の2）　　　　　　　　　　　　　　　（はい・いいえ）

質問4-1-12　必要数の検査技師が配置されているか。
　　　　　　（医療法第15条の2）　　　　　　　　　　　　　　　（はい・いいえ）

質問4-1-13　従業員への研修が実施されているか。
　　　　　　（医療法第15条の2）　　　　　　　　　　　　　　　（はい・いいえ）

ポイント
1) 当該受託者が適合すべき基準は、医療法施行規則第9条の8によるものとする。
　① 委託業者が所有すべき検査用機器は次のものとする。
　　・電気冷蔵庫　・電気冷凍庫　・遠心器、その他、検査内容に応じた検査機器
　② 委託契約書には、以下の内容を含んでいることが望ましい。
　　ア　当該病院・診療所の検査用機器を使用する場合は機器の賃貸借を契約により
　　　　明確にしていること
　　イ　病院において緊急を要する場合の検体検査の実施体制を確保する目的で、た
　　　　とえ受託者が検査用機器や試薬等を所有している場合であっても、病院側も使
　　　　用ができるよう契約にもりこまれていること。
2) 精度管理については、以下の内容等で確認を行う。
　① 内部精度管理：衛生検査所指導要領に準じるものを用いていること。
　② 外部精度管理：日本医師会等が実施する外部精度管理調査へ年1回以上の参加
3) 病院が検体検査業務を受託している場合には、非営利性等の確認をする。
　　（平成17年3月15日付け医政総発第0315001号「病院における検体検査業務の受託
　について」）

4-2 滅菌消毒 （医療法施行規則第9条の9）

質問4-2-1 規則で定める基準に適合するものに委託しているか。
　　　　　（医療法第15条の2）　　　　　　　　　　　　　　　（はい・いいえ）

質問4-2-2 クリーニング業法第3条第3項第5号にあっては営業者の届出がなされているか。　　　　　　　　　　　　　　　　　　　　　　　　　　（はい・いいえ）

質問4-2-3 委託契約書があるか。　　　　　　　　　　　　　（はい・いいえ）

　　　　　はい　⇒　機関名（　　　　　　　　　　　　　）
　　　　　委託期間　始期：平成　　年　　月　　日
　　　　　　　　　　終期：平成　　年　　月　　日

質問4-2-4 標準作業書を整備し、従事者に周知しているか。
　　　　　（医療法第15条の2）　　　　　　　　　　　　　　　（はい・いいえ）

質問4-2-5 業務案内書があるか。
　　　　　（医療法第15条の2）　　　　　　　　　　　　　　　（はい・いいえ）

ポイント
1) 当該委託業務の対象となる「医療用具」とは鉗子、ピンセット、注射筒等を指し、「医学的処置もしくは手術の用に供する衣類その他の繊維製品」とは医学的処置又は手術の際に医師や看護師等が用いる術衣、処置の清潔を確保するために用いる布等の繊維製品をいう。また繊維製品のみの消毒委託の場合には、当該委託先がクリーニング業の開設届が行われていることを確認すれば足りる。
2) 院内の施設で滅菌消毒業務を行う場合であって、当該施設が滅菌消毒を実施するために、適切な構造及び設備を有していると認められる場合は、医療法施行規則第9条の9第1項第4号から第11号までの規定は適用しない。
3) 診療用放射性同位元素により汚染されている医療用具又は繊維製品については、この項目でいう業者への消毒委託はできない。
4) 感染症の予防及び感染症の患者に対する医療に関する法律第6条第2項～第7項に規定する感染症の病原体に汚染された医療用具又は繊維製品については、医療機関内において同法第29条の規定に基づく消毒を行うものとする。
5) 当該受託業者が適合すべき基準は医療法施行規則第9条の9によるものとする。
　① 受託責任者が配置されているか。
　② 3年以上の滅菌消毒の実務経験がある医師等の指導助言者を選任しているか。

③ 必要数の従業員を配置しているか。
④ 構造設備が適切か。
⑤ 専用の運搬車及び防水性の運搬容器を有しているか。
⑥ 標準作業書を常備し、従業員に周知しているか。
⑦ 業務案内書を常備しているか。
⑧ 従業員に対し適切な研修を実施しているか
6) クリーニング業法第3条第3項第5号等の規定により行う医学的処置若しくは手術の用に供する衣類その他の繊維製品の消毒のみを委託する場合にあっては、当該業務を行う施設についてクリーニング業法第5条第1項の開設届出を行っているか。

コラム　どうしようもないこと

監視員　　　：「毎年お願いしてるのに、なぜ改善できないんですか？」
病院担当者：「言われても、どうしようもないって毎年言ってるじゃないですか。」
監視員　　　：「どうして、できないんですか？」
病院担当者：「うちの病院は古くて、収納スペースが少ないんです。だから、やむを得ず、物品を廊下に置いとかざるを得ないんですよ。」
監視員　　　：「なるほど、確かに収納できそうにないですね。病室ひとつ潰しますか？」
病院担当者：「勘弁してくださいよ。」
監視員　　　：「冗談ですよ。保健所も無理を通すつもりはありません。リネン庫に少しスペースがあるようですから仕切って使うとか、あと、古くなった物品を整理して物を少なくするとか何か工夫してみてください。努力のあとが見られたら、保健所も病院の事情を考慮して、無理な注文はしないようにしますね。」

4-3　給食管理、栄養管理体制の整備　（医療法施行規則第9条の10）

質問4-3-1　受託業務を行う場所に、適切な受託責任者が配置されているか。
　　　　　　　（医療法第15条の2、医療法施行規則第9条の10第1項第1号）（はい・いいえ）

質問4-3-2　受託業務に対し適切な資格を持つ者が、日常的に指導及び助言を行うことができる体制を整備しているか。
　　　　　　　（医療法第15条の2、医療法施行規則第9条の10第1項第2号）（はい・いいえ）

質問4-3-3　受託業務を行う場所に、適切な栄養士が配置されているか。
　　　　　　　（医療法第15条の2、医療法施行規則第9条の10第1項第3号）（はい・いいえ）

質問4-3-4　食中毒の予防等、受託業務の衛生水準を確保するために必要な知識および技能等を有する従事者が配置されているか。
（医療法第15条の2、医療法施行規則第9条の10第1項第4～5号）

（はい・いいえ）

質問4-3-5　標準作業書を常備し、従業員に周知しているか。
（医療法第15条の2、医療法施行規則第9条の10第1項第8号）（はい・いいえ）

質問4-3-6　業務案内書を常備しているか。
（医療法第15条の2、医療法施行規則第9条の10第1項第9号）（はい・いいえ）

質問4-3-7　受託業務を継続的かつ安定して遂行できる能力を有しているか。
（医療法第15条の2、医療法施行規則第9条の10第1項第10号）

（はい・いいえ）

質問4-3-8　病院側が掲げる給食に係る目標に対して具体的な改善計画が策定されているか。
（医療法第15条の2、医療法施行規則第9条の10第1項第11号）（はい・いいえ）

質問4-3-9　従事者に対し、適切な健康管理を実施しているか。
（医療法第15条の2、医療法施行規則第9条の10第1項第12号）

（はい・いいえ）

質問4-3-10　従事者に対し、必要とされる研修を実施しているか。
（医療法第15条の2、医療法施行規則第9条の10第1項第13号）

（はい・いいえ）

ポイント
1) 当該委託業務における食事提供とは病院内の給食施設を利用して調理を行う代行委託、病院外の調理加工施設を利用して調理を行う院外調理の両者を含む。
2) 委託できる業務の範囲は、食材の調達、調理、盛付け、配膳、下膳、食器洗浄、業務を行うために必要な構造設備の管理、食器の手配、食事の運搬等である。
3) 病院において調理業務又は洗浄業務を委託する場合、当該業務に必要な全ての設備を設ける必要はないが、喫食直前の再加熱等の設備は設ける必要がある。
4) 全面委託においても、病院が自ら実施しなければならない業務は、次のとおりであるため留意すること。医療法の一部を改正する法律の一部の施行について（平成

5年2月15日付け健政発第98号　厚生省健康政策局長通知)
※病院が自ら実施すべき業務

区分	用務内容
栄養管理	病院給食運営の総括、栄養管理委員会の開催・運営、院内関係部門との連絡・調整、献立表作成基準の作成、献立表の確認、食数の注文・管理、食事せんの管理、嗜好調査・喫食調査等の企画・実施、検食の実施・評価、関係官庁等に提出する給食関係の書類等の確認・提出・保管管理
調理管理	作業仕様書の確認、作業実施状況の確認、管理点検記録の確認
材料管理	食材の点検、食材の使用状況の確認
施設等管理	調理加工施設及び主要な設備の設置・改修、使用食器の確認
業務管理	業務分担・従事者配置表の確認
衛生管理	衛生面の遵守事項の作成、衛生管理簿の点検・確認、緊急対応を要する場合の指示
労働衛生管理	健康診断実施状況等の確認

5) 当該受託者が基準に適合しているかの判断基準は下記の通りである。
① 受託責任者について
　　日本メディカル給食協会が行う「医療関連サービス振興会指定患者給食受託資格認定講習」を修了した者、又はこれと同等以上の知識を有すると認められる者
② 指導助言者とは次のいずれかに該当する者とする。
　ア　病院管理者の経験を有する医師
　イ　病院の給食部門責任者の経験を有する医師
　ウ　臨床栄養に関する学識経験を有する医師
　エ　病院における患者、妊婦、産婦又は褥婦の食事提供業務に5年以上の経験を有する管理栄養士
③ 献立表の作成業務を委託する場合、当該委託業務を行う場所に、治療食に関する知識及び技能を有する栄養士の配置が必要である。(医療法施行規則第9条の10第1項第3号)
④ 調理業務を委託する場合には、当該委託業務を行う場所に、食中毒の予防等受託業務の衛生水準を確保するために必要な知識及び技能を有する者(常勤調理師が望ましい)の配置が必要である。
⑤ 当該委託業者が食中毒等の偶発的事故の発生により患者への給食提供業務を停止せざるを得ない時も、継続した給食提供が担保されていることが望ましい。
⑥ 病院外部で食器の洗浄業務を行う場合には、委託業者に食器の消毒設備があることが求められる。(医療法施行規則第9条の10第1項第6号)
6) 病院の外部で調理業務を行う場合は、以下のような運搬手段についての衛生上適切な措置が講じられている必要がある。

① 食品運搬に用いる車両は、清潔であって、運搬中の全期間を通じて食品ごとに規定された温度を維持できる設備が備えられていること。
② 食器を運搬する場合は、食器が細菌等に汚染されないよう、専用の保管庫等を用いていること。（医療法施行規則第9条の10第1項第7号）

4-4　患者等の搬送　（医療法施行規則第9条の11）

質問4-4-1　規則で定める基準に適合するものに委託しているか。 　　　　　（医療法第15条の2）	（はい・いいえ）
はい ⇒ 委託先機関名（　　　　　　　　　　　　　）	
〃 　所在地（　　　　　　　　　　　　　）	
医療関連サービスマーク認定事業者であるか	（はい・いいえ）
質問4-4-2　委託の内容は適正か。	（はい・いいえ）
質問4-4-3　委託契約書が整備されているか。	（はい・いいえ）

ポイント
1) 当該委託に規定される搬送業務は、医療機関相互の搬送及び重篤な患者を医師等を同乗させて搬送する場合をいい、患者サービスの一環としてのマイクロバス等による医療機関から最寄りの駅等への外来患者他の搬送は含まれない。
2) 当該受託者が適合すべき基準は医療法施行規則第9条の11によるものとする。
　① 受託責任者が配置されているか。
　② 必要な知識及び技能を有する従業員がいるか。
　③ 規則の用件を満たす搬送用自動車を有しているか。
　④ 以下の機材を有しているか。
　　ア　担架、枕、敷物、毛布、体温計、膿盆及び汚物入れ
　　イ　医師を同乗させる場合にあっては、聴診器、血圧計、心電計、酸素吸入器、人工呼吸器（手動または自動）、吸引器および点滴架設設備
　⑤ 標準作業書を常備し、従業員へ周知しているか。
　⑥ 業務案内書を常備しているか。
　⑦ 従業員に対して適切な研修を実施しているか。

4-5　医療機器の保守点検　（医療法施行規則第9条の12）

質問4-5-1　規則で定める基準に適合するものに委託しているか。 　　　　　　（医療法第15条の2）　　　　　　　　　　　　　（はい・いいえ） 　　　　　　はい　⇒　委託先機関名（　　　　　　　　　　　） 　　　　　　　　　　　　〃　所在地（　　　　　　　　　　　） 　　　　　　医療関連サービスマーク認定事業者であるか。　　（はい・いいえ） 質問4-5-2　委託の内容は適正か。　　　　　　　　　　　　　（はい・いいえ） 質問4-5-3　委託契約書が整備されているか。　　　　　　　　（はい・いいえ）

ポイント
1) 当該委託業務の範囲は、薬事法第2条第8項に規定する特定保守管理医療機器の保守点検業務に相当する。
2) 保守点検とは清掃、校正、消耗部品の交換をいう。なお故障の有無にかかわらず解体の上点検し、必要に応じ劣化部品の交換を行うオーバーホールは含まれない。
3) 修理とは故障、破損の部位を本来の状態に復帰させることをいい、薬事法にもとづく医療機器の製造（修理）業の許可を得た者でなければ、業としてなし得ない。
4) 当該受託者が適合すべき基準は医療法施行規則第9条の12によるものとする。
　① 受託責任者が業務を行う場所毎に配置されているか
　② 必要な知識及び技能を有する従業員がいるか
　③ 標準作業書を常備し、従業員に周知しているか
　④ 業務案内書を常備しているか
　⑤ 従業員に対して適切な研修を実施しているか
5) 在宅酸素療法に用いる酸素発生装置の保守点検委託には、外出（緊急）時の携帯用酸素ボンベの供給が含まれる。このため医療用酸素の販売行為を行う受託業者は、医薬品販売業の許可が必要である。

4-6　医療ガス供給設備の保守点検　（医療法施行規則第9条の13）

質問4-6-1　規則で定める基準に適合するものに委託しているか。 　　　　　　（医療法第15条の2）　　　　　　　　　　　　　（はい・いいえ） 　　　　　　はい　⇒　委託先機関名（　　　　　　　　　　　） 　　　　　　　　　　　　〃　所在地（　　　　　　　　　　　）

	医療関連サービスマーク認定事業者であるか。	（はい・いいえ）
質問4-6-2	委託の内容は適正か。	（はい・いいえ）
質問4-6-3	委託契約書が整備されているか。	（はい・いいえ）

ポイント
1) 保守点検とは正常な状態を維持するための点検、予備の附属品の補充等をいい、補修等の工事は含まない。
2) 医療ガスの保守点検指針にしたがって行われていること。
「診療の用に供するガス設備の保安管理について」（昭和63年7月15日付け健政発第410号参照）
3) 高圧ガス保安法の規定により、医療機関自らが行わなければならない業務がある。
⇒以下の①、②の業務は委託を行うことができないため、確認を行う必要がある。
① 高圧ガス保安法第5条第1項の規定に基づく都道府県知事の許可を受けているもの（第1種製造者）にあって同法第27条の2又は第27条の3の規定に基づき高圧ガス製造保安統括者、高圧ガス製造保安技術管理者、高圧ガス製造保安係員、高圧ガス製造保安主任者又は高圧ガス製造保安企画推進員に行わせなければならない業務。
② 高圧ガス保安法第24条の3第1項に規定する特定高圧ガスを消費する者（特定高圧ガス消費者）が高圧ガス保安法第28条第2項の規定に基づき、特定高圧ガス取扱主任者に行わせなければならない業務。
4) 当該受託者が適合すべき基準は医療法施行規則第9条の13によるものとする。
① 受託責任者が、委託業者の事業所毎に配置されているか。
② 必要な知識及び技能を有する従業員がいるか。
③ 必要な機材（圧力計、気密試験用器具、流量計、酸素濃度計等）を有するか。
④ 標準作業書を常備し、従業員に周知しているか。
⑤ 業務案内書を常備しているか。
⑥ 従業員に対して適切な研修を実施しているか。
・なお、財団法人医療機器センターが行う医療ガス保安管理技術者講習会は、適切な研修に該当する。

4-7　洗濯　（医療法施行規則第9条の14）

質問4-7-1	規則で定める基準に適合するものに委託しているか。 （医療法第15条の2）　　　　　　　　　　　　　　　（はい・いいえ） 　　　はい　⇒　委託先機関名（　　　　　　　　　） 　　　　　〃　　所在地（　　　　　　　　　） 医療関連サービスマーク認定事業者であるか。　　　（はい・いいえ）	
質問4-7-2	委託の内容は適正か。　　　　　　　　　　　　　　（はい・いいえ）	
質問4-7-3	委託契約書が整備されているか。　　　　　　　　　（はい・いいえ）	

ポイント
1) 業務の範囲は、患者、妊婦、産婦又はじょく婦の布団、シーツ、枕、包布等の寝具およびこれらの者に貸与する衣類の洗濯をいう。
2) 診療所、助産所の場合は委託先がクリーニング業法第5条第1項の規定によるクリーニング業の開設届を行っている業者であればよい。
3) 洗濯業務の委託は病院以外の場所において業務を行う場合に該当し、病院の洗濯施設を使っての請負契約に基づく業務委託は非該当となる。
4) 以下の①、②は委託できないため確認を行う必要がある。
　① 感染症の予防及び感染症の患者に対する医療に関する法律第6条第2項～第5項まで又は第7項に規定する感染症の病原体により汚染されているもの
　② 診療用放射性同位元素により汚染されているもの（汚染されている恐れのあるものを含む。）
5) 上記以外のものであっても感染の危険のある寝具類については原則として病院内にて消毒を行うこととし、その方法は「医療法の一部を改正する法律の一部の施行について（平成5年2月15日付け健政発第98号　厚生省健康政策局長通知）」「病院、診療所等の業務委託について（平成5年2月15日付け指発第14号　厚生省健康政策局指導課長通知）」に規定されている内容によること。
6) 当該受託者が適合すべき基準は医療法施行規則第9条の14によるものとする。
　① 必要な従業員を有しているか。
　② 構造設備が規則のとおりであるか。
　③ 寝具類の運搬手段（車両等）について、衛生上適切な措置を講じているか。
　④ 委託を受けた業務を行う場所について、クリーニング業法第5条第1項の規定によるクリーニング業の開設届が行われているか。
　⑤ 標準作業書を常備し、従業員に周知しているか。

⑥　業務案内書を常備しているか。
⑦　従業員に対して適切な研修を実施しているか。

4-8　清掃　（医療法施行規則第9条の15）

質問4-8-1　規則で定める基準に適合するものに委託しているか。 　　　　　（医療法第15条の2）　　　　　　　　　　　　　　（はい・いいえ） 　　　　　　はい　⇒　委託先機関名（　　　　　　　　　　） 　　　　　　　　　　〃　所在地（　　　　　　　　　　） 　　　　　医療関連サービスマーク認定事業者であるか。　（はい・いいえ） 質問4-8-2　委託の内容は適正か。　　　　　　　　　　　（はい・いいえ） 質問4-8-3　委託契約書が整備されているか。　　　　　　（はい・いいえ） 質問4-8-4　委託従業員の健康状況について、健康診断結果の把握等による管理が 　　　　　行われているか。　　　　　　　　　　　　　　（はい・いいえ）	

ポイント
1) 当該委託の対象となる医療機関内の場所は、診察室、手術室、処置室、入院患者居室（病室）、臨床検査施設、調剤所、消毒施設、給食施設、洗濯施設、分娩室、新生児の入浴施設等である。
2) 清掃委託には、給水施設、暖房施設、汚物処理施設、事務室等の場所は含まない。
　　よって廊下、階段、事務室のみの清掃業務に関しては、その業者が当該基準に適合している必要はなく、当該検査項目も非該当である。
3) 当該受託者が適合すべき基準は医療法施行規則第9条15によるものとする。
　①　受託責任者が配置されているか。
　②　必要な従業員を配置しているか。
　③　必要な清掃用具を有しているか。
　④　標準作業書を常備し、従業員に周知しているか。
　⑤　業務案内書を常備しているか。
　⑥　従業員に対して適切な研修を実施しているか。
4) 清掃委託従業員の健康状態把握に関し、入院患者の居室清掃を担当するなど患者と長時間接触しうる者に対しては、肺結核検診の目的で胸部レントゲン撮影が行われていることが望まれる。

4-9 感染性廃棄物の処理

4-9-1 感染性廃棄物の管理体制

質問4-9-1-1　特別産業廃棄物管理責任者を設置しているか。
　　　　　　（廃棄物の処理及び清掃に関する法律（廃掃法）第12条の2.8）
　　　　　　　　　　　　　　　　　　　　　　　　　　　　（はい・いいえ）

　　　　　　はい　⇒　管理責任者の氏名（　　　　　　　　　　　）
　　　　　　　　　　　管理責任者の資格（　　　　　　　　　　　）

ポイント
1) 廃棄物の処理及び清掃に関する法律：廃掃法と略して記載。
2) 管理者等自らが管理責任者になることを妨げない。
3) 管理責任者は次の資格を有する者であること。
　① 厚生労働大臣が認定する講習の過程を修了した者
　② ①と同等以上の知識を有すると認められる者
　　：医師、歯科医師、薬剤師、助産師、保健師、看護師、臨床検査技師など

質問4-9-1-2　前年度に処理された感染性廃棄物量は50t以上か。（はい・いいえ）

質問4-9-1-3　感染性廃棄物処理計画、管理規定は策定されているか。
　　　　　　（廃掃法第12条の2.10）　　　　　　　　　　　（はい・いいえ）

　　　　　　はい　⇒　処理計画の策定年月日：　　年　　月　　日
　　　　　　　　　　　管理規定の策定年月日：　　年　　月　　日

質問4-9-1-4　管理規定は医師、看護師等の関係者に周知・徹底されているか。
　　　　　　　　　　　　　　　　　　　　　　　　　　　　（はい・いいえ）

ポイント
1) 管理者等は、感染性廃棄物の種類ごとに発生施設及び発生量を今までの実績をもとに把握するものとする。
2) 感染性廃棄物処理計画については、廃棄物の年間発生量が50t以上の場合（＝多量排出事業者）は計画を策定する義務があるが（廃掃法第12条の2.10）、それに満たない場合は努力規定である。
3) 診療所から出る産業廃棄物は、一般に量が少ないこと、種類が限られていること、処理に関わる者が特定されていること等から、処理計画、管理規定を定める必要は

ないが、診療所等においても適正な管理体制の徹底を図ることとする。

質問4-9-1-5　感染性廃棄物の処理に関する帳簿が備付けられ、処理実績等の必要な記録が行われているか。
　　　　　（廃掃法第12条の2.14）　　　　　　　　　　　　　（はい・いいえ）

　　　　　はい　⇒　記録は適切か　⇒（　適・否　）
　　　　　　　　　　保管は適切か　⇒（　適・否　）

ポイント
1）感染性廃棄物を処理委託している場合には、締結した契約に基づいて適正に処理されているかどうかをマニフェストの管理を通じて把握するものとする。
2）この場合は当該マニフェストの帳簿への貼付があればよい。ただし、マニフェストは帳簿の一部とみなされることから時系列的に整理して保存することが必要である。
3）帳簿については、1年毎に閉鎖するとともに5年間保存しなければならない。

質問4-9-1-6　感染性廃棄物を年50t以上排出する管理者等は、毎年6月30日までにその年の3月31日以前の1年間の処理状況に関する報告書を提出しているか。
　　　　　（廃掃法施行規則第8条の17の3）　　　　　　　　　（はい・いいえ）

ポイント
1）管理者等は、所管の都道府県知事（保健所を設置する市にあっては市長）に提出すること。

質問4-9-1-7　委託処理に当たって委託契約書及び書面が整備されているか。
　　　　　（廃掃法施行令第6条の2.4）　　　　　　　　　　　（はい・いいえ）

　　　　　はい　⇒　委託契約書　　　　　（　有・無　）
　　　　　　　　　　適切に保存されているか　（　適・否　）

ポイント
1）環境省令では契約終了の日から5年間保存することとなっている。

4-9-2　感染性廃棄物の施設内保管等について

> 質問4-9-2-1　感染性廃棄物は他の廃棄物と分別して排出され、また、収納容器は感染性廃棄物の種類・性状に応じた材質か。
> 　　　　（廃掃法施行令第4条の2.1）　　分別して排出　（はい・いいえ）
> 　　　　　　　　　　　　　　　　　　　収納容器の材質（ 適・否 ）

ポイント

1) 医療関係機関から発生する廃棄物は以下の3つに区分されている。
   ① 感染性廃棄物
   ② 非感染性廃棄物（医療行為等によって生ずる廃棄物のうち感染性廃棄物以外の廃棄物）
   ③ 上記以外の廃棄物（紙くず、厨芥等）

2) 感染性廃棄物の具体的な判断に当たっては、次の①、②又は③によるものとする。
   ① 形状の観点
     (1) 血液、血清、血漿及び体液（精液を含む。）（以下「血液等」という。）
     (2) 手術等に伴って発生する病理廃棄物
     (3) 血液等が付着した鋭利なもの
     (4) 病原微生物に関連した試験、検査等に用いられたもの
   ② 排出場所の観点
     感染症病床、結核病床、手術室、緊急外来室、集中治療室及び検査室において治療、検査等に使用された後、排出されたもの
   ③ 感染症の種類の観点
     (1) 感染症法の一類、二類、三類感染症、新型インフルエンザ等感染症、指定感染症及び新感染症の治療、検査等に使用された後、排出されたもの
     (2) 感染症法の四類及び五類感染症の治療、検査等に使用された後、排出された医療器材、ディスポーザブル製品、衛生材料等（ただし、紙おむつについては、特定の感染症に係るもの等に限る。）

　通常、医療関係機関等から排出される廃棄物は、「形状」、「排出場所」及び「感染症の種類」の観点から感染性廃棄物の該否について判断できるが、判断できない場合は、血液等その他の付着の程度や付着した廃棄物の形状、性状の違いにより、専門知識を有する者（医師、歯科医師及び獣医師）によって感染のおそれがあると判断される場合は感染性廃棄物とする。
　なお、非感染性の廃棄物であっても、鋭利なものについては感染性廃棄物と同等の取扱いとする。

3) 感染性廃棄物は発生時点において他の廃棄物と分別するものとする。ただし、感染性廃棄物と同時に生ずる廃棄物を感染性廃棄物と同様の取扱いをする場合は、この限りでない。

4) 感染性廃棄物は梱包が容易にできるよう、排出時点で以下のとおり分別することが望ましい。
   ① 液状又は泥上のものと固形状のものは分別する。
   ② 鋭利なものは他の廃棄物と分別する。

質問4-9-2-2　感染性廃棄物の収納容器は感染性廃棄物である旨及び取り扱い時の注意事項が適切に表示されているか。
（廃掃法施行令第4条の2.1）　　　　　　　　　　　（はい・いいえ）

ポイント
1) 感染性廃棄物であることを識別できるよう、運搬容器にはマーク等を付けるものとする。マークとしては全国共通のバイオハザードマークを付けることが推奨されている。
2) マークを付けない場合には、感染性廃棄物（感染性一般廃棄物、感染性産業廃棄物のみ収納されている場合は各々の名称）と明記する。
3) 廃棄物の取り扱い者に廃棄物の種類が判別できるようにするため、性状に応じてマークの色を分けることが望ましい。
   ① 液状又は泥状のもの（血液等）　　　　　～赤色
   ② 固形状のもの（血液等が付着したガーゼ等）　～橙色
   ③ 鋭利なもの（注射器等）　　　　　　　　～黄色
4) 色のバイオハザードマークを用いない場合には、「液状又は泥状」、「固形状」「鋭利なもの」のように、取り扱う際に注意すべき事項を表示する。

質問4-9-2-3　感染性廃棄物の施設内移動は適切に行われているか。
（廃掃法施行令第4条の2.1）　　　　　　　　　　　（はい・いいえ）

ポイント
1) 感染性廃棄物の収集・運搬に当たっては次のような容器に入れて密閉するものとする。
   ① 密閉できる容器を使用すること
   ② 収納しやすい容器を使用すること
   ③ 損傷しにくい容器を使用すること
2) 梱包は、「鋭利なもの」、「固形状のもの」、「液状又は泥状のもの」の3種類に区分して、次のように行うことを原則とするが、同一の処理施設で処理される場合には、廃棄物の性状に応じた運搬容器の材質を併せ持つものでなければならない。
   ① 注射器、メス等の鋭利なものは、危険を防止するために耐貫通性のある堅牢な容器を使用する。

② 固形状のものは、丈夫なプラスチック袋を二重にして使用する。
③ 液状又は泥状のものは、廃液が漏洩しない密閉容器を使用する。
3) 容器は金属製、丈夫なプラスチック製、重ダンボール紙製で耐貫通製のある丈夫な材質のものとするか、若しくは、堅牢な容器を使用する。
4) 容器に入った感染性廃棄物を他の容器に移し換えることは、飛散・流出の防止の観点から好ましくないので、できるだけ行わないようにする。
5) 感染性廃棄物は、運搬容器に入れた後密閉する。

質問4-9-2-4 感染性廃棄物の保管場所、保管状況等は適切か。
　　　　　（廃掃法第12条の2、廃掃法施行令第4条の2.1、廃掃法施行規則第8条の13）

保管場所は確保されているか	（はい・いいえ）	（5を参照）
保管場所は適切か	（ 適・否 ）	（5を参照）
適切な措置が講じられているか	（はい・いいえ）	（2〜4を参照）
分別して保管されているか	（はい・いいえ）	（6を参照）
保管期間は適切か	（ 適・否 ）	（1を参照）

ポイント
※ 保管に当たっては以下のことに配慮すること
① 感染性廃棄物の保管は、施設内で感染性を失わせる処分を行わない場合には環境省令第8条の13に、行う場合には施行令第6条の5第1号ニの規定によること。
② 腐敗のおそれのある感染性廃棄物をやむを得ず長期間保管する場合は、容器に入れ密閉すること、冷蔵庫に入れること等当該感染性廃棄物が腐敗しないように必要な措置を講ずること。
③ 感染性廃棄物の保管は、保管施設により行い、当該感染性廃棄物が飛散し、流出し及び地下に浸透し、並びに悪臭が発散しないような措置を講ずること。
④ 保管施設には、周囲に囲いが設けられ、かつ、見やすい箇所に、必要な事項が表示されていること。表示は縦横それぞれ60cm以上とする。（例を参照のこと）
⑤ スペースの関係上専用の保管施設が設けられない場合は、関係者以外がみだりに立ち入ることができない所で感染性廃棄物の保管を行うこと。
⑥ 感染性産業廃棄物と感染性一般廃棄物が混合している場合であって、当該感染性廃棄物以外の物が混入するおそれのない場合以外は、感染性廃棄物に他の物が混入するおそれのないように仕切り等を設けることその他必要な措置を講ずること。また、感染性一般廃棄物と感染性産業廃棄物の各々について別の形態、方式で処理を行う場合は、これらも必ず区分して保管しなければならない。

表示の例

```
　　　　　　　　　注　意
○　感染性廃棄物保管場所につき関係者以外立入禁止
○　許可無くして梱包容器等の持ち出し禁止
○　梱包容器等は破損しないように慎重に取り扱うこと
○　梱包容器の破損等を見つけた場合には下記へ連絡し
　　てください
　　　　　　　　管理責任者　　○○○○
　　　　　　　　連絡先Tel　　××－××××
```

4-9-3　感染性廃棄物の施設内処理の場合

4-9-4　感染性廃棄物の処理委託（収集・運搬・処分）

質問4-9-3-1　施設内で発生した感染性廃棄物を施設内で処理しているか。
　　　　　　（廃掃法第12条の2）　　　　　　　　　　（はい・いいえ）

　　　　　　はい⇒　処理方法について以下の事項のうち該当する項目をチェック
　　　　　ア　焼却施設を用いて十分に焼却する方法
　　　　　イ　溶融設備を用いて十分に溶融する方法
　　　　　ウ　高圧蒸気滅菌（オートクレーブ）装置を用い滅菌する方法
　　　　　エ　乾熱滅菌装置を用いて滅菌する方法
　　　　　オ　煮沸（15分以上）
　　　　　カ　肝炎ウイルスに有効な薬剤又は加熱により消毒する方法
　　　　　キ　感染症法その他の法令に規定する疾患に係る感染性廃棄物にあっ
　　　　　　ては、当該法律に基づく消毒
　　　　　いいえ⇒　以下の項目についてチェック

質問4-9-4-1　委託しようとする感染性廃棄物が事業の範囲に含まれる者に委託さ
　　　　　　れているか。
　　　　　　（廃掃法第12条の2.5）　　　　　　　　　（はい・いいえ）

質問4-9-4-2　委託先の業者が都道府県知事又は保健所を設置する市長から収集・
　　　　　　運搬又は処分の業の許可を受けた者であることを確認しているか。
　　　　　　（廃掃法第14条）　　　　　　　　　　　（はい・いいえ）

ポイント
1) 感染性廃棄物は、上記処理を受けることにより、その処理残さは非感染性廃棄物である一般廃棄物又は産業廃棄物として処理できることとなる。(上記の"はい"を参照)
2) これらの処理が行えない場合には、処分業者に委託して処理するか、若しくは感染性廃棄物を事務として行っている市町村に処理を委ねるものとする。
3) 消毒を肝炎ウイルスに効果がある方法としたのは、肝炎ウイルスのひとつのB型肝炎ウイルスが最も消毒に対して抵抗性の強い病原微生物のひとつであり、肝炎ウイルスに効果のある方法により消毒すれば、ほとんど全ての病原微生物は不活化されると考えられるためである。

※ 委託にあたっては、業者から許可証の写しを提出させ、必ず次の事項を確認すること。
① 業の区分(収集・運搬業、処分業)
② 取り扱うことのできる廃棄物の種類(許可品目に「感染性廃棄物」が含まれていること)
③ 許可の条件(作業時間)
④ 許可の期限
⑤ 運搬委託の場合には、業者が積替え又は保管を行うかどうか及び行う場合には積替え場所又は保管場所の所在地、保管できる産業廃棄物の種類及び保管上限
⑥ 処分業の場合には、処理施設の種類及び処理能力
⑦ その他

(例)
A県の病院が、感染性廃棄物の焼却をB県の特別管理産業廃棄物処分業者(甲社)に甲社の事業場までの収集・運搬を特別管理産業廃棄物収集・運搬業者(甲社)に、それぞれ委託しようとする場合、甲社が有すべき許可としては
・B県知事による特別管理産業廃棄物(感染性産業廃棄物を含む)の処分業(焼却処分)の許可
・A県知事及びB県知事による特別管理産業廃棄物(感染性産業廃棄物を含む)の収集・運搬業の許可
となる。

① 産業廃棄物処理業の許可には期限(5年)があるので注意する。
② 業の許可の確認方法としては、都道府県・政令市担当部(局)に連絡し確認することが確実である。

質問4-9-4-3　感染性廃棄物の処理委託（収集・運搬・処分）にあたって、取り扱い時に注意すべき事項を文書で業者に通知しているか。
　　　　　（廃掃法施行令第6条の6、規則8条の16）　　　　（はい・いいえ）

質問4-9-4-4　委託にあたっては、廃掃法に定める委託基準に基づき、事前に書面で委託を締結しているか。
　　　　　（廃掃法施行令第6条の2）　　　　　　　　　　　（はい・いいえ）

質問4-9-4-5　委託契約書は、必要な事項が記載され、許可証の写しが貼付されているか。
　　　　　（廃掃法施行規則第8条の4）　　　　　　　　　　（はい・いいえ）

※　委託契約書には、次に掲げる事項についての条項が含まれていることが必要である。
　ア　感染性廃棄物の種類及び数量
　イ　運搬の最終目的地（運搬を委託の場合）
　ウ　処分・再生の所在地その方法及び処理能力（処分・再生の委託の場合）
　エ　契約の有効期間
　オ　料金
　カ　収集運搬業又は処分業の許可を有する場合はその事業の範囲
　キ　積替又は保管を行う場合には、その場所の所在地並びに保管できる産業廃棄物の種類及び当該場所に係る積替のための保管上限
　ク　委託した感染性廃棄物の適正処理のために必要な次に掲げる事項に関する情報
　　①　感染性廃棄物の性状及び荷姿に関する事項
　　②　通常の保管状況下での腐敗、揮発等性状の変化に関する事項
　　③　他の廃棄物との混合により生ずる支障に関する事項
　　④　その他取り扱う際に注意すべき事項

質問4-9-4-6　感染性廃棄物の委託処理を行う際に決められた事項が記載された特別管理産業廃棄物管理票（以下「マニフェスト」という）が交付されているか。
　　　　　（廃掃法第12条の3）　　　　　　　　　　　　　（はい・いいえ）

ポイント
1)　マニフェストは処理の受託業者に対し次により交付する。
　①　業者に引き渡す際に交付する。
　②　当該感染性廃棄物の数量及び受託者の氏名又は名称がマニフェストに記載され

た事項と相違ないことを確認する。
③ 交付したマニフェストの写しは、受託者からマニフェストの写しの送付があるまでの間保管する。（受託者から送付されたマニフェストの写しは5年間保管）
2) 感染性産業廃棄物と感染性一般廃棄物をまとめて取り扱う場合には、全体についてマニフェストを使用することとし、両者を区別して取り扱う場合には、感染性産業廃棄物についてのみマニフェストを使用することとする。
3) 関係医療機関がマニフェストに記載する事項は次のとおりである。
① 委託に係る感染性廃棄物の種類及び数量
② 運搬又は処分を委託した業者の指名又は名称及び住所
③ マニフェストの交付年月日及び交付番号
④ 運搬又は処分を委託した者の氏名又は名称及び住所
⑤ 感染性廃棄物を排出した事業場の名称及び所在地
⑥ マニフェストの交付を担当した者の氏名
⑦ 運搬先の事業場の名称及び所在地並びに運搬受託者が感染性廃棄物の積替え又は保管を行う場合には、当該積替え又は保管の場所の所在地
⑧ 感染性廃棄物の荷姿

質問4-9-4-7　医療機関は、感染性廃棄物が適切に処理されたことを処理業者から返送されるマニフェストの写し（D票又はE票）により確認しているか。
（廃掃法第12条の3.6）　　　　　　　　　　　（はい・いいえ）

ポイント
1) 運搬受託者は、運搬を行った者の氏名及び運搬を完了した年月日をマニフェストに記載し、運搬を終了した日から10日以内にマニフェストを交付した者に当該マニフェストの写しを送付しなければならない。この場合において、当該感染性廃棄物について処分を受託した者があるときに、当該処分を受託した者にマニフェストの写しを回付しなければならない。
2) 処分業者から排出業者に返送されるD票で処分終了を、又、E票で最終処分終了を確認する。
3) 処分受託者は、処分を行った者の氏名及び運搬を終了した年月日をマニフェストに記載し、処分を終了した日から10日以内にマニフェストを交付した者に当該マニフェストの写しを送付しなければならない。この場合に、マニフェストが運搬受託者から回付されたものであるときは、当該回付をした者にもマニフェストの写しを送付しなければならない。
4) マニフェストの交付者は、毎年6月30日までに、その年の3月31日以前の1年間において送付したマニフェストの交付等の状況に関する報告書を施行規則様式第3号により作成し、当該事業所の所在地を管轄する都道府県知事に提出しなければなら

ない。
5) マニフェストの交付者は、マニフェストの控えと処分業者から返送されるマニフェストの写しをつき合わせることにより感染性廃棄物が適正に処理されたことを確認する。また、マニフェストの交付の日から60日以内にマニフェストの写しの送付を受けないときは、マニフェストに係る次に掲げる事項等を施行規則様式第4号により報告しなければならない。
   ① 交付されたマニフェストに係る感染性廃棄物の数量
   ② 運搬又は処分を受託した者の氏名又は名称及び住所
   ③ マニフェストの交付年月日
   ④ 把握した運搬又は処分の状況及びその把握方法
6) マニフェストの交付者は運搬受託者又は処分受託者から送付されたマニフェストの写しを5年間保存しなければならない。
7) マニフェストの写しの送付を受けた運搬受託者は、当該写しを5年間保存しなければならない。
8) 運搬受託者は（処分受託者があるときには、処分受託者）は、マニフェストを5年間保存しなければならない。
9) 関係医療機関等は、マニフェストの交付に代えて、厚生労働大臣の指定を受けた情報処理センターの運営する電子マニフェストシステムを利用することにより、感染性廃棄物が適正に処理されたことを確認することができる。電子マニフェストシステムの交付、保存、都道府県知事への報告等マニフェストに関する事務手続を簡素化するだけでなく、感染性廃棄物の処理状況の迅速な把握等に資するものであるため、積極的に利用することが望ましい。なお、情報処理センターとしての指定は、財団法人日本産業廃棄物処理振興センターが受けている。
10) 平成10年12月1日からは、感染性廃棄物に限らず、全ての産業廃棄物についてマニフェストの交付が義務づけられているので留意すること。感染性廃棄物でない産業廃棄物の場合、マニフェストの取り扱いは基本的に感染性廃棄物の場合と同じであるが、上記のアンダーラインの「交付の日から60日以内」については「交付の日から90日以内」となる。

5. 防火・防災体制

5-1　防火管理者・消防計画

質問5-1-1　防火管理者を設置しているか。
　　　　　（消防法第8条）　　　　　　　　　　　　　　（はい・いいえ）

　　　　はい　⇒　防火管理者の氏名（　　　　　　　　　　　）
　　　　　　　　　防火管理者の資格（　　　　　　　　　　　）

ポイント
1) 消防法令に規定された資格を有する者を防火管理者として定めていれば可とする。
2) 防火管理者は必要な資格を有し、防火管理者の責務を果たし得る管理的又は監督地位にある者を選任しているか。（消防法施行令第3、4条）
3) 防火管理者が医療施設に不在のときは予めその指名する者をもって防火管理の事務を行わせているか。
4) 夜間防火管理者を配置しているか。
　（昭和63年2月6日付け健政発第56号　医療施設における防火・防災対策要綱の制定について）

質問5-1-2　消防計画は策定されているか。
　　　　　（消防法第8条）　　　　　　　　　　　　　　（はい・いいえ）

　　　　はい　⇒　消防計画の策定年月日：　　年　　月　　日

ポイント
1) 消防計画を定めていれば可とする。
2) 消防計画に定めるべき事項は、次を標準とする。
　① 火災が発生した場合の通報連絡、初期消火に関する体制及び対応方法に関する事項
　② 患者の避難・誘導、搬送に関する事項
　　　特に、自力避難が困難な患者の日常的な把握と搬送体制に関する事項
　③ 夜間の避難・誘導、搬送に関する事項
　④ その他消防法施行規則第3条に規定する事項

5-2 防火・消火用設備の整備

```
質問5-2-1  消火設備の点検は実施されているか。
         （消防法第8条）                    （はい・いいえ）

         はい ⇒ 点検実施年月日：     年     月     日
                点検実施業者名（                     ）
```

ポイント
1) 次の消火設備が整備され、それらの点検が行われていれば可とする。
　　消火器、水バケツ、水槽、乾燥砂、屋内消火栓、スプリンクラー、泡消火器、化学薬品による消火設備、屋外消火栓、動力消防ポンプ等
2) 点検を実施した結果、早急な改善が必要であると考えられるにも関わらず、改善が実施されていない場合は不適とする。

```
質問5-2-2  警報設備の点検は実施されているか。
         （消防法第8条）                    （はい・いいえ）

         はい ⇒ 点検実施年月日：     年     月     日
                点検実施業者名（                     ）
```

ポイント
1) 次の警報設備が整備され、それらの点検が行われていれば可とする。
　　自動火災報知器、警鐘、ハンドマイク、サイレン、非常ベル、放送設備等
2) 点検を実施した結果、早急な改善が必要であると考えられるにも関わらず、改善が実施されていない場合は不適とする。

```
質問5-2-3  避難設備の点検は実施されているか。
         （消防法第8条）                    （はい・いいえ）

         はい ⇒ 点検実施年月日：     年     月     日
                点検実施業者名（                     ）
```

ポイント
1) 次の避難設備が整備され、それらの点検が行われていれば可とする。
　　避難はしご、すべり台、救助袋、緩降機、避難橋、誘導灯、誘導標識等
2) 点検を実施した結果、早急な改善が必要であると考えられるにも関わらず、改善

が実施されていない場合は不適とする。

5-3　防災及び危害防止対策

　診療の用に供する電気、光線、熱、蒸気又はガスに関する構造設備について危害防止上必要な措置を講じていれば可とする。

質問5-3-1　診療用器械器具について危害防止上必要な措置が講じられているか。
　　　　　（医療法第20条）　　　　　　　　　　　　　　　（はい・いいえ）

ポイント
1) 危害防止上必要な措置を講じていれば可とする。
2) 診療用器械器具
　①　電気を使用する診療用器械器具について、絶縁及びアース（3Pコンセント）等安全な措置を講ずること。
　②　光線を治療に使用する器械器具について、眼球その他に障害を与えないような配慮をすること。
　③　熱を使用する器械器具について、過熱することのないよう断熱材等を適切に使用すること。

質問5-3-2　保育器、酸素テント、高圧酸素室等について定期点検、使用前点検は実施されているか。
　　　　　（医療法第20条）　　　　　　　　　　　　　　　（はい・いいえ）

　　　　　はい　⇒　点検実施年月日：　　年　　月　　日

質問5-3-3　漏電防止装置について点検は実施されているか。
　　　　　（医療法第20条）　　　　　　　　　　　　　　　（はい・いいえ）

　　　　　はい　⇒　点検実施年月日：　　年　　月　　日
　　　　　　　　　　点検実施業者名（　　　　　　　　　　）

ポイント
1) 漏電防止装置は年1回以上漏電防止のための措置を講じること。

質問5-3-4　LPガス設備の保安点検は実施されているか。
　　　　　（医療法第20条）　　　　　　　　　　　　　　　（はい・いいえ）

　　　　　はい　⇒　点検実施年月日：　　年　　月　　日
　　　　　　　　　　点検実施業者名（　　　　　　　　　　）

質問5-3-5　年間2回以上防火・避難訓練が実施されているか。
　　　　　（消防法第8条）　　　　　　　　　　　　　　　　（はい・いいえ）

　　　　　はい　⇒　実施年月日：　　年　　月　　日

質問5-3-6　訓練では、消防機関への早期通報、屋内消火栓等の消防設備の使用方法について職員に体得させているか。　　　　　　　　　（はい・いいえ）

質問5-3-7　夜間訓練は実施されているか。　　　　　　　　（はい・いいえ）

ポイント
1) 地元消防署と連携し、年2回避難訓練を実施し、実施記録簿を作成すること。ただし、年1回実施していれば不適としない。
2) 年間2回以上防火訓練を実施し、消防機関への早期通報、屋内消火栓等の消防設備の使用方法について職員に身につけさせること。
3) 年間2回以上避難訓練を実施し、特に自力避難が困難な患者に不安がないようにしておくこと。また2回のうち1回は夜間に実施するよう努めること。

コラム　学習効果？！

"毎年同じことを調べてるのに、どうして病院は学習しないんだろう"って、思ったことありませんか？たまにそんな病院に出会うこともありますが、逆にとても学習効果の高い病院もありますね。最近、院内感染対策や事故防止対策でチェックシートを使うことが増えましたが、2～3年もするとほとんどの項目に○がついて返ってきます。実際はどうかと思って、手洗いなどをしてもらうと、初年度はおぼつかないですが、数年すると手馴れたもので上手にやってみせます。「もう今年は手洗いはやらなくていいですよ。」というと、「もう、せっかく全員で練習したのに！」と。なんと学習効果の高いことか。それどころか、チェックシートを改定していないと、「先生、これもう古いですよ。」と逆に指摘される始末です。われわれチェックする側も、学習を続けないといけないですね。

5-4　防火・防災対策

火気取扱いの注意

質問5-4-1　病室等での喫煙を禁止し、特定の喫煙場所を設定しているか。
（はい・いいえ）

質問5-4-2　廊下・階段等に可燃物を放置していないか。　（はい・いいえ）

質問5-4-3　各部門の火元責任者は決められているか。　（はい・いいえ）

患者・付添人への教育

質問5-4-4　パンフレット等により火災の対応策（避難経路等）が周知されているか。
（はい・いいえ）

職員宿舎等との連係

質問5-4-5　非常時の応援体制は確立しているか。　（はい・いいえ）

消防機関等との連絡

質問5-4-6　消防機関との定期的な連絡体制が確保されているか。（はい・いいえ）

施設の構造

質問5-4-7　医療法、医療法施行規則のほか建築基準法令及び消防法令に適合しているか。
（はい・いいえ）

避難・誘導・搬送体制

質問5-4-8　入院患者の実態把握に努め、患者の容態等により「担送」、「護送」、「その他」等に区分し、避難・誘導、搬送の体制が確立されているか。
（はい・いいえ）

休日、夜間の体制

質問5-4-9　夜間防火管理責任者が配置されているか。　　　（はい・いいえ）

質問5-4-10　防火管理者との事務引継ぎがされているか。　　（はい・いいえ）

質問5-4-11　夜間患者等の不在となる外来部門等も含め、定期的に夜間巡視が行われているか。　　　　　　　　　　　　　　　　　　　　　（はい・いいえ）

質問5-4-12　夜間使用しない室が施錠されているか。　　　　（はい・いいえ）

危険物の保安体制

質問5-4-13　引火性医薬品の管理等、安全管理体制が確立されているか。
　　　　　　　　　　　　　　　　　　　　　　　　　　　（はい・いいえ）

精神病院等の安全対策

質問5-4-14　精神病院の閉鎖病棟又は保護室に収容している患者や認知症老人等の患者の喫煙については指定の場所において病院職員の管理の下に行いマッチ、ライター等の発火器具を患者が所持することはないか。
　　　　　　　　　　　　　　　　　　　　　　　　　　　（はい・いいえ）

質問5-4-15　閉鎖病棟又は保護室については、当該病棟の室の鍵の管理者が常時至近の場所に居り非常時には容易に解除できるようになっているか。
　　　　　　　　　　　　　　　　　　　　　　　　　　　（はい・いいえ）

防災マニュアルの有無

質問5-4-16　防災マニュアルは作成されているか。　　　　　（はい・いいえ）

6. 放射線管理

6-1　全般

質問6-1-1　有資格者（医師、歯科医師、診療放射線技師）以外の者が、放射線を人体に対して照射等していないか。
　　　　　（診療放射線技師法第24条）　　　　　　　　（はい・いいえ）

質問6-1-2　照射録を作成し、照射を指示した医師又は歯科医師の署名を受けているか。
　　　　　（診療放射線技師法第28条、同法施行規則第16条）　　（はい・いいえ）

　　　はいの場合
　　　・記載事項は適切か
　　　・保存は適切か

ポイント
1) 法令に定められた記載事項
　① 照射を受けたものの氏名、性別及び年齢
　② 照射の年月日
　③ 照射の方法（具体的かつ精細に）
　④ 指示を受けた医師又は歯科医師の氏名及びその指示の内容
2) 照射の方法には、撮影条件（管電圧、管電流、撮影時間等）が記載されているかを確認する。
　　＊撮影以外の透視や放射線治療の場合においては吸収線量で表示することもある。
3) 照射を行った診療放射線技師の署名について法的な規制は無いが、署名することが望ましい。
4) 医師自ら照射を行った場合は照射録を作成する義務はないが、作成することが望ましい。
5) 診療放射線技師法（昭和26年法律第226号）第28条第1項に規定する照射録については法令上保存義務が課されておらず法の適用対象外であるが、法の適用対象となる書面と同様、①見読性の確保、②真正性の確保、③保存性の確保、及び電子署名法で規定された電子署名の条件を満たした場合において、電磁的記録による作成、保存及び署名が認められた。
　（参照：民間事業者等が行う書面の保存等における情報通信の技術の利用に関する

法律等の施行等について　平成17年3月31日付け医政発第0331009号、薬食発第0331020号、保発第0331005号）

6）照射録の保存期限について規制はないが診療の諸記録としてエックス線写真と同様2年間は保存されるべきである。保険診療については、保険医療機関及び保険医療養担当規則第9条により3年保存が必要。診療録は医師法第24条第2項により5年間保存することが規定されているため、これに準じて5年保存が望ましい。

質問6-1-3-1　放射線診療従事者について、法令に基づく健康診断を実施しているか。（雇い入れ又は配置換え時については、その都度実施しているか）
　　　　　　（電離放射線障害防止規則第56条）　　　　　　　（はい・いいえ）

　　　　はいの場合
　　　　　・対象者は適切か
　　　　　・健診内容は適切か
　　　　　・健診の省略については適切か
　　　　　・省略している場合、その旨を記載しているか　（はい・いいえ）

質問6-1-3-2　電離放射線健康診断個人票（様式第1号）を作成しているか。
　　　　　　（電離放射線障害防止規則第57条）　　　　　　　（はい・いいえ）

　　　　はいの場合
　　　　　・個人票の記録内容は適切であるか
　　　　　・個人票を30年間保存しているか　　　　　　　（はい・いいえ）

質問6-1-3-3　労働基準監督署への結果報告を実施しているか
　　　　　　（電離放射線障害防止規則第58条）　　　　　　　（はい・いいえ）

質問6-1-3-4　診断の結果、放射線による障害の発生するおそれのあるものに対して、就業場所又は業務の転換、被ばくの時間短縮、作業方法の変更等必要な措置を講じているか
　　　　　　（電離放射線障害防止規則第59条）　　　　　　　（はい・いいえ）

質問6-1-3-5　本人へ健康診断書の写しを交付しているか
　　　　　　（電離放射線障害防止規則第57条の3）　　　　　（はい・いいえ）

ポイント
1）対象者

放射線作業従事者（エックス線装置等の取扱、管理又はこれに付随する業務を行うもので管理区域に立ち入るもの）　（一時的立入者を除く）
2）健診事項
　①　被ばく歴の有無（被ばく歴を有する者については、作業の場所、内容及び期間、放射線障害の有無、自覚症状の有無その他放射線による被ばくに関する事項）の調査及びその評価
　②　白血球数及び白血球百分率の検査
　③　赤血球数の検査及び血色素量又はヘマトクリット値の検査
　④　白内障に関する眼の検査
　⑤　皮膚の検査
　　（③については省略不可）
3）雇い入れ時又は配置換え時に行うものについては、使用する線源によっては白内障に関する眼の検査は省略可
4）定期健康診断では、医師が必要でないと認めるときは、血液、眼又は皮膚の検査項目の一部または全部を省略できる。
5）前年度の実効線量が5mSvを超えず、かつ今年度の実効線量が5mSvを超えるおそれのない労働者に対する定期健康診断では、医師が必要と認めないときには、被ばく歴の有無の調査及びその評価以外は省略でき、実施することを要しない。（省略できない業務があるので注意）
　　健康診断の省略についての詳細は、「電離放射線障害防止規則第56条に規定する健康診断における被ばく歴の有無の調査・評価項目及び健康診断の項目の省略の可否について」（平成13年6月22日付け基発第568号）参照。
6）新たな雇い入れや配置換え時、又は明らかな被ばくがあるときは、省略規定を適用するのは適正とはいえない。
7）健診時期
　　雇い入れ時又は当該業務に配置換えされる際、その後は6ヶ月を越えないごとに1回
8）定期にかかわらず次のいずれかに該当するときは遅滞なく行う。
　①　放射性同位元素を誤って吸入摂取、又は経口摂取したとき。
　②　放射性同位元素によって表面密度限度を越えて皮膚が汚染され、その汚染を容易に除去することができないとき。
　③　放射性同位元素により皮膚の創傷面が汚染され、又は汚染されたおそれがあるとき。
　④　実効線量限度又は等価線量限度を超えて被ばくし、又は被ばくしたおそれのあるとき。
　　（放射性同位元素等による放射線障害の防止に関する法律施行規則第22条）
9）個人票の記録事項

①　被ばく歴の有無
②　被ばく線量
③　実施年月日
④　健診結果
⑤　診断医師氏名　等
　　健診を省略した場合においても被ばく歴、問診結果及び健診を省略した旨を記録する。
10）記録の保存については、30年間保存しなければならない。ただし、当該記録を5年間保存した後において、厚生労働大臣が指定する機関（放射線影響協会）に引き渡すときは、この限りでない。（電離放射線障害防止規則第57条）
11）健康診断書の写しを本人へ交付することついては、電離則では規定はないが、障害防止法では規定されている。（放射線障害防止法施行規則第22条）

質問6-1-4　敷地内の人が居住する区域及び敷地の境界において所定の線量限度
　　　　　（実効線量が3か月につき250μSv以下）にする防護措置がとられているか。
　　　　（医療法施行規則第30条の17）　　　　　　　　　　（はい・いいえ）

ポイント
1）柵、構造物等により措置が取られていること。
2）漏洩線量測定結果により確認する。

質問6-1-5　放射線診療従事者の被ばく防止について適切な措置がとられているか。
　　　　（医療法施行規則第30条の18）　　　　　　　　　　（はい・いいえ）

　　　　はいの場合（以下のいずれかの措置）
　　　・遮へい壁、その他遮へい物を設けることにより放射線の遮へいを行っているか。　　　　　　　　　　　　　　　　　　　　（はい・いいえ）
　　　・遠隔操作装置又は鉗子を用いることその他の方法により、エックス線装置等と人体との間に適当な距離を設けているか。
　　　　　　　　　　　　　　　　　　　　　　　　　　　　（はい・いいえ）
　　　・放射線に被ばくする時間を短くしているか。　　　（はい・いいえ）
　　　・診療用放射性同位元素使用室、陽電子断層撮影診療用放射性同位元素使用室、貯蔵施設、廃棄施設又は放射線治療病室において空気中に含まれる放射性同位元素の濃度が濃度限度を超えないような措置が講じられているか。　　　　　　　　　　　　　（はい・いいえ）
　　　・診療用放射性同位元素使用室、陽電子断層撮影診療用放射性同位元

　　　　　素使用室、貯蔵施設、廃棄施設又は放射線治療病室内の人が触れる
　　　　　ものの放射性同位元素の表面密度が表面密度限度を超えないような
　　　　　措置が講じられているか。　　　　　　　　　　　（はい・いいえ）
　　　　・診療用放射性同位元素使用室等、診療用放射性同位元素を摂取する
　　　　　おそれのある場所で飲食又は喫煙を禁止しているか。
　　　　　　　　　　　　　　　　　　　　　　　　　　　　（はい・いいえ）

ポイント
1) 防護エプロン、メガネ等の防護衣が備え付けられているか、扉が開放されてエッ
　クス線が照射されていないかを確認する。
2) 扉、隔壁、監視窓、通気口等に遮へい不良個所はないか等を確認する（漏洩線量
　結果とあわせて確認）
3) 詳細は各使用室の項目により確認する。

質問6-1-6-1　放射線測定器（ガラス線量計等）を用いて外部被ばく、他の方法に
　　　　　より内部被ばく線量の測定を行っているか。
　　　　　　内部被ばく線量の測定は、計算又は、尿の測定若しくはホールボディー
　　　　　カウンター等で行う。（計算：電離放射線障害防止規則第8条第5項、昭
　　　　　和63年10月1日付け労働省告示第13号）
　　　　　（医療法施行規則第30条の18）　　　　　　　　　（はい・いいえ）

　　　　　はいの場合
　　　　・測定対象者は適切か。　　　　　　　　　　　　　（はい・いいえ）
　　　　・一時的立入者（1週間につき100μSvを超えるおそれのないものを除
　　　　　く）についても測定を行っているか。
　　　　　（医療法施行規則の一部を改正する省令の施行について（平成13年3月12日
　　　　　付け医薬発第188号））　　　　　　　　　　　　（はい・いいえ）
　　　　・一時的立入者で測定を行わないものについて立入記録を行っている
　　　　　か。
　　　　　（平成13年3月30日付け基発第253号、第8条関係(3)）　（はい・いいえ）

質問6-1-6-2　不均等被ばくの測定を行っているか。
　　　　　（医療法施行規則第30条の18）　　　　　　　　　（はい・いいえ）

質問6-1-6-3　末端被ばくの測定を行っているか。
　　　　　（医療法施行規則第30条の18）　　　　　　　　　（はい・いいえ）

質問6-1-6-4　中性子線の被ばく線量測定を行っているか。
　　　　　（医療法施行規則第30条の18）　　　　　　　　　　（はい・いいえ）

質問6-1-6-5　放射線診療従事者が被ばくする実効線量限度を超えていないか。
　　　　　（医療法施行規則第30条の27）　　　　　　　　　　（はい・いいえ）

質問6-1-6-6　放射線診療従事者が被ばくする等価線量限度を超えていないか。
　　　　　　　　　　　　　　　　　　　　　　　　　　　　　（はい・いいえ）

質問6-1-6-7　記録を30年間保存しているか。（障害防止法では永久保存）
　　　　　（電離放射線障害防止規則第9条、放射性同位元素等による放射線障害の防
　　　　　止に関する法律施行規則第20条）　　　　　　　　　（はい・いいえ）

質問6-1-6-8　本人への結果通知をしているか。　　　　　　　（はい・いいえ）

ポイント
1) 外部被ばくについては、管理区域に立ち入っている間継続して行う。
2) 内部被ばくについては、放射性同位元素を吸入、経口摂取したときはその都度、経口摂取するおそれのある場所に立ち入る場合は3ヶ月を超えないごとに1回測定。
3) 外部被ばく及び内部被ばくの算定方法は、平成12年12月26日付け厚生省告示第398号を参照。
4) 不均等被ばくの測定については、血管造影実施医師等の頭頸部モニターを装着しているかを確認する。（プロテクターの外側につけているか確認する）
5) 末端被ばくについては診療用放射性同位元素取扱者等についてリングバッジを装着しているか確認する。
6) 中性子線測定については、7～8MeV以上の診療用高エネルギー放射線発生装置取扱者等について行っているか確認する。
7) 実効線量限度
　① 100mSv/5年（平成13年4月1日以降5年毎）
　② 50mSv/年（毎年4月1日を始期とする1年間）
　③ 5mSv/3月（女子 {妊娠する可能性がないと診断された者、妊娠する意思がない旨を病院又は診療所の管理者に書面で申し出た者及び次号に規定する者を除く。} については、②に規定するほか、4月1日、7月1日、10月1日及び1月1日を始期とする各3ヶ月）
　④ 1mSv/妊娠～出産（妊娠中である女子については、①及び②に規定するほか、本人の申出等により病院又は診療所の管理者が妊娠の事実を知った時から出産ま

での間につき、内部被ばくについて1mSv）
8）等価線量限度
　①　150mSv/年（眼の水晶体：4月1日を始期とする1年間）
　②　500mSv/年（皮膚：4月1日を始期とする1年間）
　③　2mSv/妊娠〜出産（妊婦の腹部表面）
9）記録の引き渡しについては、健康診断と同じ。

質問6-1-7　診療用放射性同位元素使用室、貯蔵施設、廃棄施設又は治療病室において、空気中に含まれる診療用放射性同位元素の8時間平均濃度が濃度限度を超えていないか
　　　　　（医療法施行規則第30条の26）　　　　　　　　　（はい・いいえ）

質問6-1-8　診療用放射性同位元素使用室、貯蔵施設、廃棄施設又は治療病室内の人の触れるものの診療用放射性同位元素の密度が表面密度限度を超えていないか。
　　　　　（医療法施行規則第30条の26）　　　　　　　　　（はい・いいえ）

ポイント
1）表面密度限度（α線放出核種：4Bq/cm^2、その他：40Bq/cm^2）

質問6-1-9　放射線診療従事者に対し、管理区域に立ち入る前及び立ち入った後は1年を超えないごとに1回放射線障害防止のための教育を行っているか。
　　　　　（十分な知識及び技術を有しているものは一部又はすべて省略可）
　　　　　　　　　　　　　　　　　　　　　　　　　　　　（はい・いいえ）

　　　　　はいの場合
　　　　　教育及び訓練の実施に関して記録を残しているか。
　　　　　（省略している場合はその旨を記録しているか。）　（はい・いいえ）

ポイント
1）障害防止法が適用される施設では法定項目。（障害防止法第22条、同法施行規則第21条の2）。

質問6-1-10　病室の患者に、所定の実効線量（1.3mSv/3月）を超えないような防護措置が講じられているか。
　　　　　（医療法施行規則第30条の19）　　　　　　　　　（はい・いいえ）

ポイント
1) 移動型エックス線装置を使用する際の防護策について、確認を行う。

質問6-1-11 現像液（廃アルカリ）、定着液（廃酸）を一般排水へ排水していないか。
　　　　　（廃棄物処理法第12条）　　　　　　　　　　　　　　（はい・いいえ）

　　　はいの場合
　　　・委託契約書に必要な事項が記載され、許可書の写しが添付されているか。
　　　　（廃棄物処理法施行規則第8条の4）　　　　　　　　　　（はい・いいえ）
　　　・委託処理を行う際に決められた事項が記載された産業廃棄物管理票（マニフェスト）が交付されているか
　　　　（廃棄物処理法第12条の3）　　　　　　　　　　　　　　（はい・いいえ）
　　　・適切に処理されたことを処理業者から返送されるマニフェストの写し（D票又はE票）により確認しているか。
　　　　（廃棄物処理法第12条の3）　　　　　　　　　　　　　　（はい・いいえ）

質問6-1-12　エックス線写真は2年間保存されているか。
　　　　　（医療法施行規則第20条）　　　　　　　　　　　　　（はい・いいえ）

ポイント
1) 電磁的記録による保存については、「民間事業者等が行う書面の保存等における情報通信の技術の利用に関する法律」と「民間事業者等が行う書面の保存等における情報通信の技術の利用に関する法律の施行に伴う関係法律の整備等に関する法律」（e-文書法）、厚生労働省の所管する法令の規定に基づく民間事業者等が行う書面の保存等における情報通信の技術の利用に関する省令（平成17年厚生労働省令第44号）を参照。
2) 保険診療については、保険医療機関及び保険医療養担当規則第9条により3年保存が必要。また、診療録は医師法第24条第2項により5年間保存することが規定されているため、これに準じてエックス線写真も5年保存が望ましい。

6-2　エックス線診療室

質問6-2-1　エックス線装置の設置、変更、廃止等の届出がされているか。
　　　　　（医療法第15条第3項、医療法施行規則第24条、同24条の2、同29条）
　　　　　　　　　　　　　　　　　　　　　　　　　　　　　　（はい・いいえ）

ポイント
1) 規則第24条の2に規定されている事項が変更の場合に届出が必要。X線管、X線保持装置、制御装置、高電圧発生装置等の定格出力、型式、規格等の変更によりX線の線質や出力強度に変更を生じるとき届け出る。したがって同一X線装置の買い替えや同一規格のX線管の交換、ブッキーテーブル、オートチェンジャー、フォトタイマー、高圧切り替え器等の附属装置の変更は届出不要。

質問6-2-2　労働安全衛生法に基づく届出が労働基準監督署へされているか。
　　　　　（労働安全衛生法第88条、労働安全衛生法施行令第13条）　（はい・いいえ）

質問6-2-3　装置又は器具の1週間あたりの延べ使用時間を室ごとに記載し、2年間保存されているか。（ただし、その室の画壁等の外側における実効線量率がそれぞれ所定の線量率以下になるようしゃへいされている場合は、この限りでない。）
　　　　　（医療法施行規則第30条の23、（医療法施行規則の一部を改正する省令の施行について（平成13年3月12日付け医薬発第188号）））　（はい・いいえ）

1) 所定の線量率

診療室等	装置等	所定の線量率
治療用エックス線装置を使用しないエックス線診療室	治療用エックス線装置以外のエックス線装置	40μSv/時
治療用エックス線装置を使用するエックス線診療室	エックス線装置	20μSv/時
診療用高エネルギー放射線発生装置使用室	診療用高エネルギー放射線発生装置	
診療用粒子線照射装置使用室	診療用粒子線照射装置	
診療用放射線照射装置使用室	診療用放射線照射装置	
診療用放射線照射器具使用室	診療用放射線照射器具	60μSv/時

質問6-2-4　医療法施行規則第30条の23第2項に規定する診療用放射線照射装置、診療用放射線照射器具、診療用放射性同位元素又は陽電子断層撮影診療用放射性同位元素の入手、使用及び廃棄並びに放射性同位元素によって汚染された物の廃棄に関する帳簿の記載が適正に行われているか。
　　　　　また、帳簿を5年間保存しているか。
　　　　　（医療法施行規則第30条）　（はい・いいえ）

ポイント
1) 必要な記載事項
① 入手、使用又は廃棄の年月日
② 入手、使用又は廃棄に係る診療用放射線照射装置又は診療用放射線照射器具の型式及び個数
③ 入手、使用又は廃棄に係る診療用放射線照射装置又は診療用放射線照射器具に装備する放射性同位元素の種類及びベクレル単位をもって表わした数量
④ 入手、使用若しくは廃棄に係る医療用放射性汚染物の種類及びベクレル単位をもって表わした数量
⑤ 使用した者の氏名又は廃棄に従事した者の氏名並びに廃棄の方法及び場所

質問6-2-5　放射線障害が発生するおそれがある場所について、所定の方法により診療開始前及び開始後1か月を超えない期間ごとに1回放射線の量及び放射性同位元素による汚染の状況が測定され、その結果に関する記録が5年間保存されているか。
　　（ただし、固定されたエックス線装置等でしゃへい壁等が一定のときは6か月を超えない期間ごとに1回測定すること。又、排気口及び排水口における汚染状況の測定は排気若しくは排水のつど又は連続して行うこと。）
　　（医療法施行規則第30条の22）　　　　　　　　　（はい・いいえ）

　はいの場合
　　・測定レンジは適切か
　　・測定個所は適切か
　　・測定記録の記載事項は適切か
　　・測定器は校正されているか
　　（医療法施行規則の一部を改正する省令の施行について（平成13年3月12日付け医薬発第188号））　　　　　　　（はい・いいえ）
　はいの場合
　　測定器の校正年月日：　　　年　　　月　　　日

ポイント
1) 放射線障害が発生するおそれのある場所（測定場所）
① 放射線の量
　ア　エックス線診療室、診療用高エネルギー放射線発生装置使用室、診療用粒子線照射装置使用室、診療用放射線照射装置使用室、診療用放射線照射器具使用室、放射性同位元素装備診療機器使用室、診療用放射性同位元素使用室及び陽電子断層撮影診療用放射性同位元素使用室

イ　貯蔵施設
　　　ウ　廃棄施設
　　　エ　放射線治療病室
　　　オ　管理区域の境界
　　　カ　病院又は診療所内の人が居住する区域
　　　キ　病院又は診療所の敷地の境界
　　② 放射性同位元素による汚染の状況
　　　ア　診療用放射性同位元素使用室及び陽電子断層撮影診療用放射性同位元素使用室
　　　イ　診療用放射性同位元素又は陽電子断層撮影診療用放射性同位元素により治療を受けている患者を入院させる放射線治療病室
　　　ウ　排水設備の排水口
　　　エ　排気設備の排気口
　　　オ　排水監視設備のある場所
　　　カ　排気監視設備のある場所
　　　キ　管理区域の境界
2)「居住する区域」とは、実際に人が居住している意味であり、病院等では寮、寄宿舎等が該当すると考えられ、守衛室、宿直室、看護師詰所、駐車場は該当しない。
3) 装置・管球ごとに画壁面ごとに最低6面の測定が必要である。（人が通行するおそれのない場合は除く）
4) 管理区域の表面で線源（管球）に近い場所や一次線の射出面、散乱体（ファントーム）から近い場所、遮へいが少ない場所、出入口の扉（特に隙間やノブの部分）、監視窓やその取り付け部分、通気口、配線ピット、その他構造上漏洩のおそれの大きいと思われる部分を特に念入りに測定しているか確認する。
5) 測定は継続した評価が重要である。測定点が毎回変わったりしていないか確認する。
6) 線量率計と積算計の選択
　　① 連続的に放射線を発生する場合（透視）……線量率計（μSv/h）
　　② 瞬間的に放射線を発生する場合（撮影）……積算計（μSv）
7) 測定記録に記載すべき項目
　○測定日時、○測定方法、○測定器の種類・型式、○測定器の校正年月日、○測定個所（平面図）、○BG値、○測定条件、○測定結果、○測定者（立会い者）、○装置名、型式、○測定結果に基づいた措置の概要
8) 測定者（立会い者）は、放射線に関して十分知識を持ったものが行うことが望ましい。
9) 敷地の境界は線量計で実測することは困難であるため、遮へい計算で求めてもよい。

10) 移動型エックス線装置については、漏洩線量測定の義務はないが、撮影時には2メートル以上の距離をとることにより線量を担保する必要がある。したがって、線量分布を測定し安全管理を行うことが望ましい。

質問6-2-6　治療用エックス線装置、診療用高エネルギー放射線発生装置、診療用粒子線照射装置及び診療用放射線照射装置の放射線量を6か月に1回以上線量計で測定し、その結果を5年間保存しているか。
　　　　　（医療法施行規則第30条の21）　　　　　　　　　　（はい・いいえ）

　　　　はいの場合
　　　　　測定器は校正されているか。
　　　　　（医療法施行規則の一部を改正する省令の施行について（平成13年3月12日付け医薬発第188号））　　　　　　　　　　　　　　　　（はい・いいえ）
　　　　はいの場合
　　　　　測定器の校正年月日：　　　年　　　月　　　日

質問6-2-7　管理区域を設定し、その旨を示す標識があるか。
　　　　　（医療法施行規則第30条の16）　　　　　　　　　　（はい・いいえ）

質問6-2-8　管理区域内にみだりに人が立ち入れない措置がとられているか。
　　　　　（医療法施行規則第30条の16）　　　　　　　　　　（はい・いいえ）

ポイント
1) 管理区域の扉が開放状態となっていないか、「指示あるまで立ち入らないこと」等の表示があるかを確認する。
2) 管理区域は、エックス線診療室のみを管理区域とする（複数のエックス線診療室がある場合はその部屋ごとを管理区域とする）のが望ましく、操作室やエックス線撮影の受付、患者の待合室を管理区域とすべきではない。
3) 管理区域の標識は、人が出入する可能性がある出入口すべてに付されているかを確認する。
4) エックス線診療室の管理区域の標識に放射能標識を付することは不可。
5) 移動型エックス線装置を手術室等で頻繁に使用する場合には、一時的管理区域の設定が必要となる。基本的に移動型装置は使用時のみ移動して使用するものである。

質問6-2-9　施設の目のつきやすい場所に、放射線障害防止に必要な注意事項が掲示されているか。（患者用、従事者用）

（医療法施行規則第30条の13）	（はい・いいえ）
はいの場合 　　内容について適切であるか。	（はい・いいえ）

ポイント
1) 掲示の内容（例）
　　従事者用：許可なく管理区域内に立ち入らないこと
　　　　　　　管理区域に立ち入る場合、ルクセルバッジ等を装着すること
　　　　　　　撮影においては、照射方向及び散乱線に留意すること
　　　　　　　撮影時、入り口に使用中の表示をつけること
　　　　　　　患者に対して不必要な放射線を照射しないように常に心がけること
　　患　者　用：指示のあるまで、入室をしないでください
　　　　　　　入室後は、係員の指示に従ってください
　　　　　　　係員は皆様を放射線障害から守るため常に留意していますから、ご協力
　　　　　　　ください
　　　　　　　妊娠中又はその疑いがある方は、係員にお申し出ください
　　　　　　　検査や治療に関して不明な点は係員にお申し出ください

質問6-2-10　エックス線診療室である旨の表示があるか。
　　　　　（医療法施行規則第30条の4）　　　　　　　　（はい・いいえ）

質問6-2-11　画壁等の外側が所定の実効線量（1mSv/週）以下に遮へいされている
　　　　　か。（画壁の外側が管理区域の境界の場合は1.3mSv/3月を超えていないか）
　　　　　（医療法施行規則第30条の4、同30条の26）　　（はい・いいえ）

質問6-2-12　操作する場所が別室となっているか。（除外規定あり）
　　　　　（医療法施行規則第30条の4、医療法施行規則の一部を改正する省令の施行に
　　　　　ついて（平成13年3月12日付け医薬発第188号））　（はい・いいえ）

質問6-2-13　室内の監視が可能であるか。（監視窓、TVモニター、マイク等）
　　　　　　　　　　　　　　　　　　　　　　　　　　　（はい・いいえ）

ポイント
1) エックス線診療室、診療用高エネルギー放射線発生装置使用室、診療用粒子線照射装置使用室、診療用放射線照射装置使用室、診療用放射線照射器具使用室、放射性同位元素装備診療機器使用室、診療用放射性同位元素使用室、陽電子断層撮影診

療用放射性同位元素使用室及び放射線治療病室等についてその旨を示す標識が付されていること。
2) 操作する場所を別室に設けなくてよい場合（被ばく低減に必要な防護物は設けること）
① 間接装置で防護ボックスが設けられている場合
② 近接透視撮影
③ 乳房撮影
④ 1000mAs/週以下で使用するデンタル撮影装置
⑤ 1mの位置で6μSv/h（使用時）の骨塩定量装置
⑥ 装置表面で6μSv/h（使用時）の輸血用血液照射装置

質問6-2-14 エックス線装置を使用しているときに、出入口にその旨表示しているか。
（医療法施行規則第30条の20）　　　　　　　　　　（はい・いいえ）

ポイント
1)「使用中」の表示があるか確認する。エックス線診療室については表示の方法等の法的規制はないが、使用時に自動で点灯表示するものが望ましい。自動表示の場合、ランプ切れ等整備不良はないか確認する。
2) 移動型エックス線装置を病室等で使用する場合の表示については聞き取りで調査する。

質問6-2-15 エックス線装置の使用業務は、それぞれ専用の使用室において行われているか。
　　　　特別の理由により移動して使用する場合又は特別の理由により診療用高エネルギー放射線発生装置使用室、診療用粒子線照射装置使用室、診療用放射線照射装置使用室、診療用放射線照射器具使用室、診療用放射性同位元素使用室若しくは陽電子断層撮影診療用放射性同位元素使用室において使用する場合（適切な防護措置を講じた場合に限る。）はこの限りではない。
（医療法施行規則第30条の14）　　　　　　　　　（はい・いいえ）

はいの場合
　　専用の使用室以外において使用している場合、使用目的、防護措置等適切であるか。
（医療法施行規則の一部を改正する省令の施行について（平成13年3月12日付け医薬発第188号））　　　　　　　　　（はい・いいえ）

質問6-2-16　目的外の使用（倉庫、診察室等）はされていないか。
　　　　　（医療法施行規則の一部を改正する省令の施行について（平成13年3月12日付け医薬発第188号））　　　　　　　　　　　　　　　（はい・いいえ）

質問6-2-17　同室に複数装置設置の場合、切替機構等が設けられていて、同時に曝射できない構造になっているか。
　　　　　（医療法施行規則の一部を改正する省令の施行について（平成13年3月12日付け医薬発第188号））　　　　　　　　　　　　　　　（はい・いいえ）

質問6-2-18　1室での複数患者の同時曝射はないか。
　　　　　（医療法施行規則の一部を改正する省令の施行について（平成13年3月12日付け医薬発第188号））　　　　　　　　　　　　　　　（はい・いいえ）

ポイント
1）聞き取り及び巡視で確認する。

質問6-2-19　エックス線装置等は障害防止の方法が講じられているか。
　　　　　（医療法施行規則第30条）　　　　　　　　　　　　（はい・いいえ）

ポイント
1）各々の装置での備え付け届出での確認、その内容から変更がないか、定期的な点検等を行っているかを確認する。

6-3　診療用高エネルギー放射線発生装置及び診療用粒子線照射装置使用室

質問6-3-1　診療用高エネルギー放射線発生装置及び診療用粒子線照射装置使用室の設置、変更、廃止等の届出がされているか。
　　　　　（医療法第15条第3項、医療法施行規則第24条、同25条、同29条）
　　　　　　　　　　　　　　　　　　　　　　　　　　　　　（はい・いいえ）

質問6-3-2　放射性同位元素等による放射線障害の防止に関する法律（以後、放射線障害防止法）に基づく許可を受けているか。
　　　　　（放射線障害防止法第3条、同法施行令第3条）　　　　（はい・いいえ）

質問6-3-3　高周波利用設備許可を受けているか。
　　　　　（電波法第100条）　　　　　　　　　　　　　　（はい・いいえ）

質問6-3-4　労働安全衛生法に基づく届出が労働基準監督署へされているか。
　　　　　（労働安全衛生法第88条、同法施行令第13条）　　（はい・いいえ）

ポイント
1) 平成4年2月10日付け総第5号・指第13号「医療法上の手続きと放射性同位元素等による放射線障害防止に関する法律上の手続きとの関係について」により、サイクロトロンは当分の間診療用放射線と読み替え医療法上の届出対象とする。また、昭和39年5月15日付け医発第615号「医療法上の手続きと放射性同位元素等による放射線障害防止に関する法律上の手続きとの関係について」により、立入検査対象とする。

質問6-3-5　装置の1週間あたりの延べ使用時間を室ごとに記載し、2年間保存されているか。（ただし、室の画壁等の外側が所定の実効線量率（20μSv/時）以下になるように遮へいされている場合はこの限りでない）
　　　　　（医療法施行規則第30条の23）　　　　　　　　（はい・いいえ）

質問6-3-6　放射線障害の発生するおそれのある場所の放射線の量を6ヶ月に1回以上測定し、記録が5年間保存されているか。
　　　　　（医療法施行規則第30条の22）　　　　　　　　（はい・いいえ）

　　　　　はいの場合
　　　　　・中性子線の測定は実施しているか（7～8MeV以上）
　　　　　・測定個所は適切か
　　　　　・測定記録の記載事項は適正か
　　　　　・測定器は校正されているか
　　　　　（医療法施行規則の一部を改正する省令の施行について（平成13年3月12日付け医薬発第188号））　　　　　　　　　　　　　　　　（はい・いいえ）

　　　　　はいの場合
　　　　　　測定器の校正年月日：　　　年　　　月　　　日

ポイント
1) 測定記録に記載すべき項目
　○測定日時、○測定方法、○測定器の種類、型式、○測定器の校正年月日、○測定

個所（平面図）、〇BG値、〇測定条件、〇測定結果、〇測定者（立会い者）、〇装置名、型式、〇測定結果に基づいた措置の概要

質問6-3-7　診療用高エネルギー放射線発生装置及び診療用粒子線照射装置の放射線量（出力線量）を6ヶ月に1回以上測定し、記録が5年間保存されているか。
　　　　　（医療法施行規則第30条の21）　　　　　　　　　　（はい・いいえ）

ポイント
1）診療用高エネルギー放射線発生装置及び診療用粒子線照射装置はその精度を確保するため測定が必要である。

質問6-3-8　管理区域を設定し、その旨を示す標識があるか。
　　　　　（医療法施行規則第30条の16、放射線障害防止法施行規則第14条の7）
　　　　　　　　　　　　　　　　　　　　　　　　　　　　　（はい・いいえ）

質問6-3-9　管理区域内にみだりに人が立ち入れない措置がとられているか。
　　　　　（医療法施行規則第30条の16、放射線障害防止法施行規則第14条の7）
　　　　　　　　　　　　　　　　　　　　　　　　　　　　　（はい・いいえ）

ポイント
1）出入口付近に放射能標識が付されており、「管理区域（使用施設）」、「許可なくして立入を禁ず」と記載されているか確認する。

質問6-3-10　施設の目のつきやすい場所に、放射線障害防止に必要な事項が掲示されているか。（患者用、従事者用）
　　　　　（医療法施行規則第30条の13）　　　　　　　　　　（はい・いいえ）

　　　　　はいの場合
　　　　　　内容について適切であるか。　　　　　　　　　　（はい・いいえ）

質問6-3-11　診療用高エネルギー放射線発生装置及び診療用粒子線照射装置である旨の標識があるか。
　　　　　（医療法施行規則第30条の5、放射線障害防止法施行規則第14条の7）
　　　　　　　　　　　　　　　　　　　　　　　　　　　　　（はい・いいえ）

質問6-3-12　画壁等の外側が所定の線量（1mSv/週）以下に遮へいされているか。

（画壁の外側が管理区域の境界の場合は1.3mSv/3月）を超えていないか）
（医療法施行規則第30条の5、同30条の26）　　　　　（はい・いいえ）

質問6-3-13 室内の監視が可能であるか。　　　　　　　（はい・いいえ）

質問6-3-14 人が常時出入りする出入口は1箇所であるか。
（医療法施行規則第30条の5）　　　　　　　　　　　（はい・いいえ）

ポイント
1) 診療用高エネルギー放射線発生装置使用室、診療用粒子線照射装置使用室、診療用放射線照射装置使用室、診療用放射線照射器具使用室、診療用放射性同位元素使用室及び陽電子断層撮影診療用放射性同位元素使用室については、人が常時出入りする出入口が1か所となっていること
2) 出入口又はその付近に放射能標識が付されており、「放射線発生装置使用室」と記載されているか確認する。

質問6-3-15 放射線発生時にその旨が自動で表示されるか。
（医療法施行規則第30条の5、同30条の2、放射線障害防止法施行規則第14条の7）
（はい・いいえ）

質問6-3-16 扉にはインターロック機能が設けられ、装置と連動しているか
（医療法施行規則第30条の2、放射線障害防止法施行規則第14条の7）
（はい・いいえ）

質問6-3-17 入口、非常口等通常出入りしない出入口の扉を外部から開閉できないようにするための措置及び室内に閉じ込められたものが速やかに脱出できるような措置が講じられているか。
（放射線障害防止法施行規則第15条）　　　　　　　　（はい・いいえ）

ポイント
1) 診療用高エネルギー放射線発生装置使用室及び診療用粒子線照射装置使用室並びに診療用放射線照射装置使用室の出入口に放射線発生時又は照射時に自動的にその旨を表示する装置が設けられていること。
2) 表示設備のランプ切れ、インターロックの動作等整備不良はないか確認する。

質問6-3-18 診療用高エネルギー放射線発生装置及び診療用粒子線照射装置の使用

業務は、それぞれ専用の使用室において行われているか。（特別な場合には移動して手術室で使用してもよい）
（医療法施行規則第30条の14）　　　　　　　　　　（はい・いいえ）

質問6-3-19　手術室で使用している場合、使用目的、防護措置等適切であるか。
（医療法施行規則の一部を改正する省令の施行について（平成13年3月12日付け医薬発第188号））　　　　　　　　　　（はい・いいえ）

質問6-3-20　目的以外の使用（倉庫、診察室等）はされていないか。
（医療法施行規則の一部を改正する省令の施行について（平成13年3月12日付け医薬発第188号））　　　　　　　　　　（はい・いいえ）

質問6-3-21　診療用高エネルギー放射線発生装置及び診療用粒子線照射装置は障害防止の措置が講じられているか。
（医療法施行規則第30条の2）　　　　　　　　　　（はい・いいえ）

ポイント
1) 備え付け届出での確認、その内容から変更がないか、定期的な点検等を行っているかを確認する。

6-4　診療用放射線照射装置使用室

質問6-4-1　診療用放射線照射装置の設置、変更、廃止等の届出がされているか。
（医療法第15条第3項、医療法施行規則第24条、同26条、同29条）
（はい・いいえ）

質問6-4-2　放射性同位元素等による放射線障害の防止に関する法律に基づく許可がされているか。
（放射線障害防止法第3条、同法施行令第3条）　　　（はい・いいえ）

質問6-4-3　労働安全衛生法に基づく届出が労働基準監督署へされているか。
（労働安全衛生法第88条、同法施行令第13条）　　　（はい・いいえ）

ポイント
1) 診療用放射線照射装置と照射器具の違い
　照射装置……核種ごとに下限数量の千倍を超える密封線源
　照射器具……核種ごとに下限数量を超え千倍までの密封線源

（医療法施行規則第24条第3号、第4号）

2）障害防止法での届出使用と許可使用の違い
照射装置、照射器具、校正用線源の施設内の総量が
密封で下限数量の千倍を超えるものまたは放射線発生装置も使用……許可使用
（非密封のものは下限数量を超えるもの）
密封で下限数量の千倍以下……届出使用

質問6-4-4　装置の1週間あたりの延べ使用時間を室ごとに記載し、2年間保存されているか。（ただし、室の画壁等の外側が所定の実効線量率（20μSv/h）以下になるように遮へいされている場合はこの限りでない）
（医療法施行規則第30条の23）　　　　　　　　　（はい・いいえ）

質問6-4-5　診療用放射線照射装置の入手、使用、廃棄及び放射性同位元素によって汚染されたものの廃棄に関して記録され、5年間保存されているか。
（医療法施行規則第30条の23）　　　　　　　　　（はい・いいえ）

ポイント
1）次のことが記載されているか確認する
　①　入手記録
　　〇入手年月日、〇入手にかかる装置の型式、〇個数、〇核種、〇放射能量（Bq）、〇入手者名
　②　使用記録
　　〇使用年月日、〇使用にかかる装置の型式、〇個数、〇核種、〇放射能量（Bq）、〇使用者名
　③　廃棄記録
　　〇廃棄年月日、〇廃棄にかかる装置の型式、〇個数、〇核種、〇放射能量（Bq）、〇廃棄者名、〇廃棄方法　〇廃棄場所
　④　汚染されたものの廃棄記録
　　〇廃棄年月日、〇汚染されたものの種類、〇放射能量（Bq）、〇廃棄者名、〇廃棄方法、〇廃棄場所

質問6-4-6　放射線障害の発生するおそれのある場所の放射線の量を6ヶ月に1回以上測定し、記録が5年間保存されているか。
（医療法施行規則第30条の22）　　　　　　　　　（はい・いいえ）

　　　　はいの場合

　　　　測定個所は適切か
　　　　測定記録の記載事項は適切か
　　　　測定器は校正されているか
　　　　（医療法施行規則の一部を改正する省令の施行について（平成13年3月12日付け医薬発第188号））　　　　　　　　　　　　　　（はい・いいえ）

　　　　はいの場合
　　　　測定器の校正年月日：　　　年　　　月　　　日

ポイント
1）測定記録に記載すべき項目
　〇測定日時、〇測定方法、〇測定器の種類・型式、〇測定器の校正年月日、〇測定個所（平面図）、〇BG値、〇測定条件、〇測定結果、〇測定者（立会い者）、〇装置名、型式、〇測定結果に基づいた措置の概要

質問6-4-7　診療用放射線照射装置の放射線量を6ヶ月に1回以上測定し、記録が5年間保存されているか。
　　　　　（医療法施行規則第30条の21）　　　　　　　　（はい・いいえ）

質問6-4-8　管理区域を設定し、その旨を示す標識があるか。
　　　　　（医療法施行規則第30条の16、放射線障害防止法施行規則第14条の7）
　　　　　　　　　　　　　　　　　　　　　　　　　　　（はい・いいえ）

質問6-4-9　管理区域内にみだりに人が立ち入れない措置がとられているか。
　　　　　（医療法施行規則第30条の16、放射線障害防止法施行規則第14条の7））
　　　　　　　　　　　　　　　　　　　　　　　　　　　（はい・いいえ）

ポイント
1）出入口付近に放射能標識が付されており、「管理区域（使用施設・貯蔵施設）」、「許可なくして立入を禁ず」と記載されているか確認する。
2）装置自体が貯蔵容器である場合は、放射能標識に「管理区域（貯蔵施設）」、「許可なく立ち入りを禁ず」と記された標識も必要である。

質問6-4-10　施設の目のつきやすい場所に、放射線障害防止に必要な注意事項が掲示されているか。（患者用、従事者用）
　　　　　　（医療法施行規則第30条の13）　　　　　　　（はい・いいえ）

はいの場合
　　　内容について適切であるか。　　　　　　　　　　　　（はい・いいえ）

質問6-4-11　診療用放射線照射装置使用室である旨の標識はあるか。
　　　　　（医療法施行規則第30条の6、放射線障害防止法施行規則第14条の7）
　　　　　　　　　　　　　　　　　　　　　　　　　　　　（はい・いいえ）

質問6-4-12　画壁等の外側が所定の線量（1mSv/週）以下に遮へいされているか。
　　　　　（画壁の外側が管理区域の境界の場合は1.3mSv/3月）を超えていないか）
　　　　　（医療法施行規則第30条の6、同30条の26）　　　（はい・いいえ）

質問6-4-13　主要構造部は耐火構造又は不燃材料が用いられているか。
　　　　　（医療法施行規則第30条の6、放射線障害防止法施行規則第14条の7）
　　　　　　　　　　　　　　　　　　　　　　　　　　　　（はい・いいえ）

質問6-4-14　壁、床は突起物、くぼみ及び隙間の少ない構造であるか。
　　　　　　　　　　　　　　　　　　　　　　　　　　　　（はい・いいえ）

質問6-4-15　装置（貯蔵容器）表面に核種、数量を記載した放射能標識が付されているか。
　　　　　（医療法施行規則30条の9）　　　　　　　　　　（はい・いいえ）

質問6-4-16　室内の監視が可能であるか。
　　　　　　　　　　　　　　　　　　　　　　　　　　　　（はい・いいえ）

質問6-4-17　人が常時出入りする場所は1箇所であるか。
　　　　　（医療法施行規則第30条の6）　　　　　　　　　　（はい・いいえ）

質問6-4-18　放射線発生時にその旨が自動表示されるか。
　　　　　（医療法施行規則第30条の6、放射線障害防止法施行規則第14条の7）
　　　　　　　　　　　　　　　　　　　　　　　　　　　　（はい・いいえ）

質問6-4-19　扉にはインターロック機能が設けられ、装置と連動しているか。
　　　　　（100TBq以上の場合）
　　　　　（医療法施行規則第30条の3、放射線障害防止法施行規則第14条の7）
　　　　　　　　　　　　　　　　　　　　　　　　　　　　（はい・いいえ）

質問6-4-20 搬入口、非常口等通常出入りしない出入口の扉を外部から開閉できないようにするための措置及び室内に閉じ込められたものが速やかに脱出できるような措置が講じられているか。（インターロックがある場合）
（放射線障害防止法施行規則第15条） （はい・いいえ）

ポイント
1) 出入口又はその付近に放射能標識、「放射性同位元素使用室」の記載があるか。
2) 表示設備のランプ切れ、インターロックの動作等整備不良はないか確認する。

質問6-4-21 診療用放射線照射装置の使用業務は、それぞれ専用の使用室において行われているか。（特別な理由によりエックス線診療室、診療用放射性同位元素使用室又は陽電子断層撮影診療用放射性同位元素使用室において使用してもよい（適切な防護措置を講じた場合に限る。））
（医療法施行規則第30条の14） （はい・いいえ）

質問6-4-22 エックス線診療室及び診療用放射性同位元素使用室において使用している場合、使用目的、防護措置等適切であるか。
（医療法施行規則の一部を改正する省令の施行について（平成13年3月12日付け医薬発第188号）） （はい・いいえ）

質問6-4-23 目的外の使用（倉庫、診察室等）はされていないか。
（医療法施行規則の一部を改正する省令の施行について（平成13年3月12日付け医薬発第188号）） （はい・いいえ）

質問6-4-24 診療用放射線照射装置は障害防止の方法が講じられているか。
（医療法施行規則第30条の3） （はい・いいえ）

ポイント
1) 備え付け届出での確認、その内容から変更がないか、定期的な点検等を行っているかを確認する。

6-5 診療用放射線照射器具使用室

質問6-5-1 診療用放射線照射器具の設置、変更、廃止等の届出がされているか。
（医療法第15条第3項、医療法施行規則第24条、同27条、同29条）

(はい・いいえ)

質問6-5-2　放射性同位元素等による放射線障害の防止に関する法律に基づく許可、届出がされているか。
　　　　　（放射線障害防止法第3条、同第3条の2、同法施行令3条）　（はい・いいえ）

質問6-5-3　労働安全衛生法に基づく届出が労働基準監督署へされているか。
　　　　　（労働安全衛生法第88条、同法施行令第13条）　　　　　（はい・いいえ）

ポイント
1）診療用放射線照射装置と照射器具の違い
　照射装置……核種ごとに下限数量の千倍を超える密封線源
　照射器具……核種ごとに下限数量を超え千倍までの密封線源
2）障害防止法での届出使用と許可使用の違い
　照射装置、照射器具、校正用線源の施設内の総量が密封で下限数量の千倍を超えるものまたは放射線発生装置も使用……許可使用
　（非密封のものは下限数量を超えるもの）
　密封で下限数量の千倍以下……届出使用

「医療法施行規則の一部を改正する省令の施行について」
平成16年1月30日付け医政発第0130006号
　特別な理由により「診療放射線照射器具」を「診療放射線照射装置使用室」で使用することが可能。
　永久挿入による組織内照射を行うために必要な感染防止対策を講じるための手洗い場所、麻酔に関連した配管類（笑気酸素吸引）の整備等。

＊特別な理由とは、届出に関して、
　・エックス線診療室で使用可能………あらかじめ届出
　・診療用放射性同位元素使用室………あらかじめ届出
　・集中治療室心疾患強化治療室で一次的に使用……やむをえない場合
（医療法施行規則の一部を改正する省令の施行について（平成13年3月12日付け医薬発第188号））

質問6-5-4　器具の1週間あたりの延べ使用時間を室ごとに記載し、2年間保存されているか。（ただし、室の画壁等の外側が所定の実効線量率（60μSv/時）以下になるように遮へいされている場合はこの限りでない）

　　　　　（医療法施行規則第30条の23）　　　　　　　（はい・いいえ）

質問6-5-5　診療用放射線照射器具の入手、使用、廃棄及び放射性同位元素によって汚染されたものの廃棄に関して記録され、5年間保存されているか。
　　　　　（医療法施行規則第30条の23）　　　　　　　（はい・いいえ）

ポイント
1) 次のことが記載されているか確認する。
　① 入手記録
　　○入手年月日、○入手にかかる装置の型式、○個数、○核種、○放射能量（Bq）、○入手者名
　② 使用記録
　　○使用年月日、○使用にかかる装置の型式、○個数、○核種、○放射能量（Bq）、○使用者名
　③ 廃棄記録
　　○廃棄年月日、○廃棄にかかる装置の型式、○個数、○核種、○放射能量（Bq）、○廃棄者名、○廃棄方法、○廃棄場所
　④ 汚染されたものの廃棄記録
　　○廃棄年月日、○汚染されたものの種類、○放射能量（Bq）、○廃棄者名、○廃棄方法、○廃棄場所

質問6-5-6　放射線障害の発生するおそれのある場所の放射線の量を1ヶ月に1回以上測定し、記録が5年間保存されているか。
　　　　　（医療法施行規則第30条の22）　　　　　　　（はい・いいえ）

　　はいの場合
　　　測定個所は適切か
　　　測定記録の記載事項は適切か
　　　測定器は校正されているか
　　　（医療法施行規則の一部を改正する省令の施行について（平成13年3月12日付け医薬発第188号））　　　　　　　（はい・いいえ）

　　はいの場合
　　　測定器の校正年月日：　　年　　月　　日

ポイント
1) 測定記録に記載すべき項目

○測定日時、○測定方法、○測定器の種類、型式、○測定器の校正年月日、○測定個所（平面図）、○BG値、○測定条件、○測定結果、○測定者（立会い者）、○装置名、型式、○測定結果に基づいた措置の概要

質問6-5-7　管理区域を設定し、その旨を示す標識があるか。
　　　　　（医療法施行規則第30条の16、放射線障害防止法施行規則第14条の7）
　　　　　　　　　　　　　　　　　　　　　　　　　　　　　　（はい・いいえ）

質問6-5-8　管理区域内にみだりに人が立ち入れない措置がとられているか。
　　　　　（医療法施行規則第30条の16、放射線障害防止法施行規則第14条の7）
　　　　　　　　　　　　　　　　　　　　　　　　　　　　　　（はい・いいえ）

ポイント
1) 出入口付近に放射能標識が付されており、「管理区域（使用施設）」（許可使用の場合)、又は「管理区域（放射性同位元素使用場所）」（届出使用の場合)、及び「許可なくして立入を禁ず」と記載されているか確認する。

質問6-5-9　施設の目のつきやすい場所に、放射線障害防止に必要な注意事項が掲示されているか。（患者用、従事者用）
　　　　　（医療法施行規則第30条の13）　　　　　　　　　（はい・いいえ）

　　　　　はいの場合
　　　　　　内容について適切であるか。　　　　　　　　　（はい・いいえ）

質問6-5-10　診療用放射線照射器具使用室である旨の標識があるか。
　　　　　（医療法施行規則第30条の7）　　　　　　　　　　（はい・いいえ）

質問6-5-11　画壁等の外側が所定の線量（1mSv/週）以下に遮へいされているか。
　　　　　（画壁の外側が管理区域の境界の場合は1.3mSv/3月）を超えていないか）
　　　　　（医療法施行規則第30条の7、同30条の26）　　　（はい・いいえ）

質問6-5-12　壁、床は突起物、くぼみ及び隙間の少ない構造であるか。
　　　　　　　　　　　　　　　　　　　　　　　　　　　　（はい・いいえ）

質問6-5-13　室内の監視が可能であるか。　　　　　　　　（はい・いいえ）

質問6-5-14　人が常時出入りする出入口は1箇所であるか。
　　　　　（医療法施行規則第30条の7）　　　　　　　　　　（はい・いいえ）

質問6-5-15　搬入口、非常口等通常使用しない出入口がある場合、施錠されているか。
　　　　　　　　　　　　　　　　　　　　　　　　　　　　　（はい・いいえ）

ポイント
1) 出入口又はその付近に放射能標識、「放射性同位元素使用室」と記載されているか。

質問6-5-16　診療用放射線照射器具の使用業務は、それぞれ専用の使用室において行われているか。（一時的に使用する場合は、適切な防護措置及び汚染防止措置を講じた場合に限ってICU、CCU、手術室、エックス線診療室、診療用放射線照射装置使用室、診療用放射性同位元素使用室で使用してもよい）
　　　　　（医療法施行規則第30条の14）　　　　　　　　　（はい・いいえ）

質問6-5-17　ICU、CCU、手術室、エックス線診療室、診療用放射線照射装置使用室、診療用放射性同位元素使用室で使用している場合の使用目的、防護措置等適当であるか。
　　　　　（医療法施行規則の一部を改正する省令の施行について（平成13年3月12日付け医薬発第188号））　　　　　　　　　　　　　　　　　　（はい・いいえ）

質問6-5-18　目的外の使用（倉庫、診察室等）はされていないか。
　　　　　（医療法施行規則の一部を改正する省令の施行について（平成13年3月12日付け医薬発第188号））　　　　　　　　　　　　　　　　　　（はい・いいえ）

質問6-5-19　未使用時は貯蔵施設で適切に保管されているか。
　　　　　（医療法施行規則第30条の9）　　　　　　　　　　（はい・いいえ）

ポイント
1) 貯蔵の詳細については、貯蔵施設の項目を参照。

質問6-5-20　被ばく防止のために、防護衝立、遮へい作業台、線源運搬容器、ピンセット、トング等が備え付けられているか。
　　　　　（医療法施行規則第30条の18）　　　　　　　　　（はい・いいえ）

> 質問6-5-21　診療用放射線照射器具の紛失防止についての配慮がなされているか。
>　　　　（診療用放射線安全管理の徹底について（昭和49年7月9日付け厚生省医務局指
>　　　　導助成課長通知））　　　　　　　　　　　　　　　　　　（はい・いいえ）

ポイント
1) サーベイメーター等が設置されていること。
2) 使用の記録がなされていること。
3) 密封線源を使用後に測定器で汚れたガーゼ等使ったものをサーベイしているか確認。

6-6　放射線治療病室

> 質問6-6-1　診療用放射線照射装置、診療用放射線照射器具又は診療用放射性同位
>　　　　元素により治療を受けている患者を放射線治療病室以外に入院させてい
>　　　　ないか。（適切な防護措置及び汚染措置を講じた場合はこの限りではない。）
>　　　　　　（医療法施行規則第30条の15、医療法施行規則の一部を改正する省令の施行に
>　　　　ついて（平成13年3月12日付け医薬発第188号））　　　　（はい・いいえ）
>
> 質問6-6-2　一般患者を放射線治療病室に入院させていないか。
>　　　　（医療法施行規則第30条の15）　　　　　　　　　　　　（はい・いいえ）

ポイント
1) 治療病室からの退出時について聞き取りにより調査を行う。
2) 治療病室からの患者の退出についての詳細は、「放射性医薬品を投与された患者の退出について」（平成10年6月30日付け医薬安第70号）を参照。

> 質問6-6-3　放射線障害の発生するおそれのある場所の放射線の量及び診療用放射
>　　　　性同位元素による汚染の状況を1ヶ月に1回以上測定し、記録が5年間保存
>　　　　されているか。
>　　　　（医療法施行規則第30条の22）　　　　　　　　　　　　（はい・いいえ）
>
>　　　　はいの場合
>　　　　　・測定個所は適切か（適・否）
>　　　　　・測定記録の記載事項は適切か
>　　　　　・測定器は校正されているか
>　　　　（医療法施行規則第30条の15、医療法施行規則の一部を改正する省令の施行に

　　　　　　ついて（平成13年3月12日付け医薬発第188号））　　　（はい・いいえ）

　　　　はいの場合
　　　　　　測定器の校正年月日：　　　年　　　月　　　日

ポイント
1）測定記録に記載すべき項目
　○測定日時、○測定方法、○測定器の種類、型式、○測定器の校正年月日、○測定個所（平面図）、○BG値、○測定条件、○測定結果、○測定者（立会い者）、○装置名、型式、○測定結果に基づいた措置の概要

質問6-6-4　管理区域を設定し、その旨を示す標識があるか。
　　　　　（医療法施行規則第30条の16、放射線障害防止法施行規則第14条の7）
　　　　　　　　　　　　　　　　　　　　　　　　　　　　（はい・いいえ）

質問6-6-5　管理区域内に人がみだりに立ち入れない措置がとられているか。
　　　　　（医療法施行規則第30条の16、放射線障害防止法施行規則第14条の7）
　　　　　　　　　　　　　　　　　　　　　　　　　　　　（はい・いいえ）

ポイント
1）出入口付近に放射能標識が付されており、「管理区域（使用施設）」（許可使用の場合）、又は「管理区域（放射性同位元素使用場所）」（届出使用の場合）、及び「許可なくして立入を禁ず」と記載されているか確認する。

質問6-6-6　施設の目のつきやすい場所に、放射線障害防止に必要な注意事項が掲示されているか。（患者用、従事者用）
　　　　　（医療法施行規則第30条の13）　　　　　　　　（はい・いいえ）

　　　　はいの場合
　　　　　　内容について適切であるか。　　　　　　　　　（はい・いいえ）

質問6-6-7　放射線治療病室である旨の標識があるか。
　　　　　（医療法施行規則第30条の12）　　　　　　　　（はい・いいえ）

質問6-6-8　画壁等の外側が所定の線量（1mSv/週）以下に遮へいされているか。
　　　　　（画壁の外側が管理区域の境界の場合は1.3mSv/3月）を超えていないか）

（医療法施行規則第30条の12、同30条の26）　　　（はい・いいえ）

質問6-6-9　内部の壁、床に突起物、くぼみ、仕上げ材の目地等の隙間はないか。
（医療法施行規則第30条の12、同30条の8）　　　（はい・いいえ）

質問6-6-10　床、壁の表面は平滑で、気体、液体が浸透しにくく、腐食しにくい材料で仕上げられているか。（木や壁紙等ではないか）
（医療法施行規則第30条の12、同30条の8）　　　（はい・いいえ）

質問6-6-11　出入口付近に放射性同位元素による汚染の検査に必要な放射線測定器、汚染の除去に必要な器材及び洗浄設備ならびに更衣設備は設けられているか。（診療用放射線照射装置又は診療用放射線照射器具により治療を受けている患者のみを入院させる放射線治療病室については、適用しない。）
（医療法施行規則第30条の12）　　　（はい・いいえ）

ポイント
1) 汚染検査に必要な測定器…ハンドフットクロスモニタ、GMサーベイメータ等
2) 汚染除去に必要な器材……洗面台、シャワー、除染剤、洗浄器具等

質問6-6-12　診療用放射線照射器具又は診療用放射性同位元素により治療を受けている患者に、適当な標示をしているか。
（医療法施行規則第30条の20）　　　（はい・いいえ）

ポイント
1) 医療法上、掲示内容や装着方法についての規定がないが、病室内では患者のベッドに放射性核種の種類と数量、投与日時、投与責任者等を表示。
2) 患者が病室を出る際は、その標示を患者がつけていること。
3) 災害等緊急時においての避難方法を確認し、他の患者と区別しての避難を指導する。

6-7　放射性同位元素装備診療機器使用室

質問6-7-1　放射性同位元素装備診療機器の設置、変更、廃止等の届出がされているか。
（医療法第15条、医療法施行規則第24条、同27条の2、同29条）
（はい・いいえ）

質問6-7-2　放射性同位元素等による放射線障害の防止に関する法律に基づく許可、届出がされているか。
　　　　　（放射線障害防止法第3条、同3条の2、同法施行令第3条）　（はい・いいえ）

ポイント
1）放射性同位元素装備診療機器は、骨塩定量分析装置、ガスクロマトグラフ用エレクトロン・キャプチャ、ディテクタ、輸血用血液照射装置である。詳細は「放射性同位元素装備診療機器を定める件」（昭和63年9月30日付け厚生省告示第243号）参照。

質問6-7-3　放射性同位元素装備診療機器の入手、使用、廃棄及び放射性同位元素によって汚染されたものの廃棄に関して記録され、5年間保存されているか。
　　　　　（放射線障害防止法第25条、同法施行規則第24条）　　（はい・いいえ）

ポイント
1）次のことが記載されているか確認する。
　①　入手記録
　　　○入手年月日、○入手にかかる装置の型式、○個数、○核種、○放射能量（Bq）、○入手者名
　②　使用記録
　　　○使用年月日、○使用にかかる装置の型式、○個数、○核種、○放射能量（Bq）、○使用者名
　③　廃棄記録
　　　○廃棄年月日、○廃棄にかかる装置の型式、○個数、○核種、○放射能量（Bq）、○廃棄者名、○廃棄方法、○廃棄場所
　④　汚染されたものの廃棄記録
　　　○廃棄年月日、○汚染されたものの種類、○放射能量（Bq）、○廃棄者名、○廃棄方法、○廃棄場所

質問6-7-4　放射線障害の発生するおそれのある場所の放射線の量を6ヶ月に1回以上測定し、記録が5年間保存されているか。
　　　　　（医療法施行規則第30条の22）　　　　　　　　　　　（はい・いいえ）

　　　　　はいの場合
　　　　　　・測定個所は適切か

　　　　　・記録の記載事
　　　　　・測定器は校正されているか
　　　　　（医療法施行規則の一部を改正する省令の施行について（平成13年3月12日付け医薬発第188号））　　　　　　　　　　　　　　（はい・いいえ）

　　　　　はいの場合
　　　　　　測定器の校正年月日：　　　年　　　月　　　日

ポイント
1）測定記録に記載すべき項目
　○測定日時、○測定方法、○測定器の種類・型式、○測定器の校正年月日、○測定個所（平面図）、○BG値、○測定条件、○測定結果、○測定者（立会い者）、○装置名、型式、○測定結果に基づいた措置の概要

質問6-7-5　管理区域を設定し、その旨を示す標識があるか。
　　　　　　（医療法施行規則第30条の16、放射線障害防止法施行規則第14条の7）
　　　　　　　　　　　　　　　　　　　　　　　　　　　　（はい・いいえ）

質問6-7-6　管理区域内に人がみだりに立ち入れない措置がとられているか。
　　　　　　（医療法施行規則第30条の16、放射線障害防止法施行規則第14条の7）
　　　　　　　　　　　　　　　　　　　　　　　　　　　　（はい・いいえ）

ポイント
1）出入口付近に放射能標識が付されており、「管理区域（使用施設）」、又は「管理区域（放射性同位元素使用場所）」（届出使用の場合）、及び「許可なくして立入を禁ず」（許可使用の場合）と記載されているか確認する。

質問6-7-7　施設の目のつきやすい場所に、放射線障害防止に必要な注意事項が掲示されているか。（患者用、従事者用）
　　　　　　（医療法施行規則第30条の13）　　　　　　　（はい・いいえ）

　　　　　はいの場合
　　　　　　内容について適切であるか。　　　　　　　　（はい・いいえ）

質問6-7-8　放射性同位元素装備診療機器使用室である旨の標識があるか。
　　　　　　（医療法施行規則第30条の7の2）　　　　　　（はい・いいえ）

質問6-7-9　主要構造部は耐火構造又は不燃材料が用いられているか。
　　　　（医療法施行規則第30条の7の2）　　　　　　　　（はい・いいえ）

質問6-7-10　間仕切りを設ける等、適切な障害防止措置がとられているか。
　　　　（医療法施行規則第30条の7の2）　　　　　　　　（はい・いいえ）

質問6-7-11　装置（貯蔵容器）表面に核種、数量を記載した放射能標識が付されているか。
　　　　（医療法施行規則第30条の9）　　　　　　　　　　（はい・いいえ）

質問6-7-12　扉等の外部に通ずる部分は、鍵等閉鎖のための設備が設けられているか。
　　　　（医療法施行規則第30条の7の2）　　　　　　　　（はい・いいえ）

6-8　診療用放射性同位元素使用室

質問6-8-1　診療用放射性同位元素の使用、変更、廃止、翌年使用予定量等の届出がされているか。
　　　　（医療法第15条第3項、医療法施行規則第24条、同28条、同29条）
　　　　　　　　　　　　　　　　　　　　　　　　　　　（はい・いいえ）

質問6-8-2　未届け核種の使用または1日、3ヶ月、年間最大使用予定量を超えたものはないか。
　　　　（医療法施行規則第28条）　　　　　　　　　　　（はい・いいえ）

質問6-8-3　労働安全衛生法に基づく届出が労働基準監督署へされているか。
　　　　（労働安全衛生法第88条、同法施行令第13条）　　（はい・いいえ）

ポイント
1) 薬事法第2条第1項により規定されている（放射性）医薬品については、放射線障害防止法の適用を除外されている（放射線障害防止法施行令第1条）。
2) 治験薬や臨床研究に用いる薬剤については、医薬品ではないため放射線障害防止法の適用をうける。
3) 現在のところ、PET（陽電子断層撮影法）に使用される放射性薬剤については、放射線障害防止法の規制を受けており、薬事法の規制を受けていない。また、製薬メーカーにより製造、販売されており、これが薬事法の承認を受けると、製薬メー

カーが製造したものは医療法・薬事法の規制、管理を受けることとなる。(国際免除レベル法令への取り入れの基本的考え方について中間報告書：平成15年8月放射線安全規制検討会　文部科学省科学技術・学術政策局)

質問6-8-4　診療用放射性同位元素の入手、使用、廃棄及び診療用放射性同位元素よって汚染されたものの廃棄に関して記録され、5年間保存されているか。
　　　　　（医療法施行規則第30条の23）　　　　　　　　　（はい・いいえ）

ポイント
1) 次のことが記録されているか確認する。
　① 入手記録
　　〇入手年月日　〇核種、〇放射能量（Bq）、〇入手者名
　② 使用記録
　　〇使用年月日、〇核種、〇放射能量（Bq）、〇使用者名
　③ 廃棄記録
　　〇廃棄年月日、〇核種、〇放射能量（Bq）、〇廃棄者名、〇廃棄方法、〇廃棄場所
　④ 汚染されたものの廃棄記録
　　〇廃棄年月日、〇汚染されたものの種類、〇放射能量（Bq）、〇廃棄者名、〇廃棄方法、〇廃棄場所

質問6-8-5　放射線障害の発生するおそれのある場所の放射線の量及び診療用放射性同位元素による汚染の状況を1ヶ月に1回以上測定し、記録が5年間保存されているか。
　　　　　（医療法施行規則第30条の22）　　　　　　　　　（はい・いいえ）

　はいの場合
　1) 放射線の量
　　・測定個所は適切か　（医療法施行規則第30条の22）
　　・測定記録の記載事項は適切か

　2) 表面汚染の状況…スミア法・直接サーベイ法・他
　　・測定個所は適切か　（医療法施行規則第30条の22）
　　・測定記録の記載事項は適正か

　3) 空気中放射性同位元素濃度測定

> ・測定個所は適切か　　（電離放射線障害防止規則第55条）
> ・測定記録の記載事項は適切か

ポイント
1) 測定記録に記載すべき項目
　○測定日時、○測定方法、○測定器の種類、型式、○測定器の校正年月日、○測定個所（平面図）、○BG値、○測定条件、○測定結果、○測定者（立会い者）、○装置名、型式、○測定結果に基づいた措置の概要
2) 表面汚染、空気中濃度の測定点は、準備室、処置室、体外計測室等と管理区域境界
3) 表面密度限度
　　使用室（準備室、処置室、体外計測室、資料計測室等）では、α線放出核種で4 Bq/cm^2、その他で40Bq/cm^2。管理区域境界面では使用室の1/10

質問6-8-6　管理区域を設定し、その旨を示す標識があるか。
　　　　　（医療法施行規則第30条の16、放射線障害防止法施行規則第14条の7）
　　　　　　　　　　　　　　　　　　　　　　　　　　　（はい・いいえ）

質問6-8-7　管理区域内にみだりに人が立ち入れない措置がとられているか。
　　　　　（医療法施行規則第30条の16、放射線障害防止法施行規則第14条の7）
　　　　　　　　　　　　　　　　　　　　　　　　　　　（はい・いいえ）

ポイント
1) 管理区域境界の出入口又はその付近に放射能標識、「管理区域（使用施設）」、「許可なくして立入を禁ず」と記載されているか確認する。

質問6-8-8　施設の目のつきやすい場所に、放射線障害に必要な注意事項が掲示されているか。（患者用、従事者用）
　　　　　（医療法施行規則第30条の13）　　　　　　　　（はい・いいえ）

　　　　　はいの場合
　　　　　　内容について適切であるか。　　　　　　　　（はい・いいえ）

ポイント
1) 患者向けに、「妊娠中又は授乳中の方はお申し出ください」等の内容、患者・従事者向け両方に飲食、喫煙、化粧を禁止する旨の注意書きがされているか確認する。

質問6-8-9　診療用放射性同位元素使用室である旨の標識があるか。
　　　　　（医療法施行規則第30条の8）　　　　　　　　　　　（はい・いいえ）

質問6-8-10　人が常時出入りする出入口は1箇所であるか。
　　　　　（医療法施行規則第30条の8）　　　　　　　　　　　（はい・いいえ）

質問6-8-11　通常使用しない出入口等がある場合、施錠されているか。
　　　　　　　　　　　　　　　　　　　　　　　　　　　　　（はい・いいえ）

ポイント
1) 使用室の出入口又はその付近に放射能標識、「放射性同位元素使用室」と記載されているか確認する。

　診療用放射性同位元素使用室、陽電子断層撮影診療用放射性同位元素使用室又は廃棄施設においては、

質問6-8-12　作業衣、専用の履物等を着用しているか。
　　　　　（医療法施行規則第30条の20）　　　　　　　　　　（はい・いいえ）

質問6-8-13　作業衣、専用の履物等を着用してみだりに使用室外に出ていないか。
　　　　　（医療法施行規則第30条の20）　　　　　　　　　　（はい・いいえ）

質問6-8-14　診療用放射性同位元素により汚染されたもので所定の表面密度限度を
　　　　　超えているものがみだりに使用施設以外から持ち出されていないか。
　　　　　（医療法施行規則第30条の20）　　　　　　　　　　（はい・いいえ）

ポイント
1) 放射性同位元素により汚染された物をみだりに診療用放射性同位元素使用室、陽電子断層撮影診療用放射性同位元素使用室、廃棄施設又は放射線治療病室若しくは管理区域から持ち出さないこと。
2) ①診療用放射性同位元素使用室、陽電子断層撮影診療用放射性同位元素使用室、廃棄施設又は放射線治療病室からみだりに持ち出していけない場合（則第30条の26第6項参照）
　　②管理区域からみだりに持ち出してはいけない場合（則第30条の26第6項参照）
3) 使用室からの持ち出し禁止レベルは、α線放出核種で4Bq/cm^2、その他で40Bq/cm^2。管理区域からの持ち出し禁止は使用室の1/10。
4) 作業室からの退室状況について聞き取り調査、作業衣の備え付けや履き替え場所

が明確に決められているか等について巡視する。

質問6-8-15 放射性同位元素の使用業務は、それぞれ専用の使用室において行われているか。（一時的に使用する場合は、適切な防護措置を講じた場合に限りICU、CCU、手術室で使用してもよい）
（医療法施行規則第30条の14） （はい・いいえ）

質問6-8-16 ICU、CCU、手術室で使用している場合、使用目的、防護措置など適切であるか。
（医療法施行規則の一部を改正する省令の施行について（平成13年3月12日付け医薬発第188号）） （はい・いいえ）

質問6-8-17 目的外（倉庫、診察室等）の使用はないか。
（医療法施行規則の一部を改正する省令の施行について（平成13年3月12日付け医薬発第188号）） （はい・いいえ）

質問6-8-18 診療用放射性同位元素又は陽電子断層撮影診療用放射性同位元素の使用廃止後の措置について、適切な措置がとられているか。
（医療法施行規則第30条の24） （はい・いいえ）

ポイント
1) 認められた使用室以外の使用については規則を参照。
2) 使用後は日本アイソトープ協会に委託して廃棄する。
3) 使用廃止後から30日以内に、
① 放射性同位元素による汚染を除去
② 放射性同位元素によって汚染されたものを譲渡し、又は廃棄。
　使用廃止の場合、医療法施行規則第29条第2・3項の規定により10日以内に廃止の旨、30日以内に上記①②の行った措置の概要を届け出る。

　以下、診療用放射性同位元素使用室及び陽電子断層撮影診療用放射性同位元素使用室について、

質問6-8-19 画壁等の外側が所定の線量（1mSv/週）以下に遮へいされているか。
（画壁の外側が管理区域の境界の場合は1.3mSv/3月）を超えていないか）
（医療法施行規則第30条の8、同30条の26） （はい・いいえ）

質問6-8-20 主要構造部は耐火構造又は不燃材料が用いられているか。
　　　　　（医療法施行規則第30条の8）　　　　　　　　　　（はい・いいえ）

質問6-8-21 調剤等を行う準備室と、診療室が区画されているか。
　　　　　（医療法施行規則第30条の8）　　　　　　　　　　（はい・いいえ）

質問6-8-22 床・壁に突起物、くぼみ、仕上げ材の目地等隙間はないか。
　　　　　（医療法施行規則第30条の8）　　　　　　　　　　（はい・いいえ）

質問6-8-23 床・壁の表面は平滑で、気体・液体が浸透しにくく、腐食しにくい材料で仕上げられているか。（木・壁紙等ではないか）
　　　　　（医療法施行規則第30条の8）　　　　　　　　　　（はい・いいえ）

質問6-8-24 出入口付近に汚染検査に必要な測定器が設置されているか。（ハンドフットクロスモニタ、GMサーベイメータ等）
　　　　　（医療法施行規則第30条の8）　　　　　　　　　　（はい・いいえ）

質問6-8-25 出入口付近に汚染除去に必要な器材及び洗浄設備が設置され、洗浄設備は排水設備に連結しているか。（洗面台、シャワー、除染剤、洗浄器具等）
　　　　　（医療法施行規則第30条の8）　　　　　　　　　　（はい・いいえ）

質問6-8-26 出入口付近に更衣設備が設けられているか。
　　　　　（医療法施行規則第30条の8）　　　　　　　　　　（はい・いいえ）

質問6-8-27 作業台の汚染拡大防止措置（ろ紙等）がとられているか。
　　　　　　　　　　　　　　　　　　　　　　　　　　　　（はい・いいえ）

質問6-8-28 準備室に洗浄設備が設けられており、排水設備に連結しているか。
　　　　　（医療法施行規則第30条の8）　　　　　　　　　　（はい・いいえ）

質問6-8-29 準備室にフード又はグローブボックス等が設けられている場合排気設備に連結しているか。
　　　　　（医療法施行規則第30条の8）　　　　　　　　　　（はい・いいえ）

ポイント
1）準備室のフード、グローブボックス等の設置義務はない。準備室の診療用放射性同位元素によって汚染された空気、水等が診療室を汚染することのないよう確認す

る。

質問6-8-30　モニタリングシステムは正常に作動しているか。　　　（はい・いいえ）

質問6-8-31　ガスモニタは運転中連続計測しているか。　　　　　　（はい・いいえ）

質問6-8-32　サーベイメータ、ハンドフットクロスモニタ等は正常に作動するか。
　　　　　　　　　　　　　　　　　　　　　　　　　　　　　　（はい・いいえ）

ポイント
1）巡視にて確認し、故障等あれば改善すること。

陽電子断層撮影診療用放射性同位元素を使用できる体制が確保されているか。

質問6-8-33　放射線障害の防止に関する予防措置を講じているか。
　　　　　（医療法施行規則第30条の8の2）　　　　　　　　　　（はい・いいえ）

質問6-8-34　陽電子断層撮影診療用放射性同位元素を使用できる医師又は歯科医師
　　　　　　を配置しているか。
　　　　　（医療法施行規則第28条）　　　　　　　　　　　　　　（はい・いいえ）

ポイント
1）
　①　陽電子断層撮影診療に関する所定の研修を修了し、専門の知識及び経験を有する診療放射線技師を、陽電子断層撮影診療に関する安全管理に専ら従事させること。
　②　放射線の防護を含めた安全管理の体制の確立を目的とした委員会等を設けること。
　③　陽電子断層撮影診療用放射性同位元素の取扱いに関し、陽電子断層撮影診療を担当する医師又は歯科医師と薬剤師との連携が十分に図られるよう努めることが望ましいこと。
2）陽電子断層撮影診療用放射性同位元素を使用する者として、以下に掲げるすべての項目に該当する医師又は歯科医師を1名以上配置していること。
　①　当該病院又は診療所の常勤職員であること。
　②　陽電子断層撮影診療に関する安全管理の責任者であること。
　③　核医学診断の経験を3年以上有していること。
　④　陽電子断層撮影診療全般に関する所定の研修を修了していること。

6-9　貯蔵施設

> 質問6-9-1　放射線障害の発生するおそれのある場所の放射線の量を1ヶ月に1回以上測定し、記録が5年間保存されているか。
> 　　　　（医療法施行規則第30条の22）　　　　　　　　　　（はい・いいえ）
>
> 　　はいの場合
> 　　　測定個所は適切か　（医療法施行規則第30条の22）
> 　　　測定記録の記載事項は適切か

ポイント
1) 測定記録に記載すべき項目
　○測定日時、○測定方法、○測定器の種類、型式、○測定器の校正年月日、○測定個所（平面図）、○BG値、○測定条件、○測定結果、○測定者（立会い者）、○装置名、型式、○測定結果に基づいた措置の概要

> 質問6-9-2　施設の目のつきやすい場所に、放射線障害防止に必要な注意事項が掲示されているか。
> 　　　　（医療法施行規則第30条の13）　　　　　　　　　　（はい・いいえ）
>
> 　　はいの場合
> 　　　内容について適切であるか。　　　　　　　　　　　（はい・いいえ）

> 質問6-9-3　貯蔵施設である旨の標識があるか。
> 　　　　（医療法施行規則第30条の9）　　　　　　　　　　（はい・いいえ）
>
> 質問6-9-4　貯蔵室、貯蔵箱等は外部と区画された構造になっているか。
> 　　　　（医療法施行規則第30条の9）　　　　　　　　　　（はい・いいえ）
>
> 質問6-9-5　画壁等の外側が所定の線量（1mSv/週）以下に遮へいされているか。
> 　　（画壁の外側が管理区域の境界の場合は1.3mSv/3月）を超えていないか）
> 　　　　（医療法施行規則第30条の9、同30条の26）　　　（はい・いいえ）

> 質問6-9-6　貯蔵室の主要構造部等及び貯蔵箱は耐火構造となっているか。また、貯蔵室の開口部は建築基準法施行令第112条第1項に規定された特定防火設備に該当する防火戸であるか。

(医療法施行規則第30条の9)　　　　　　　　　　　（はい・いいえ）

質問6-9-7　人が常時出入りする出入口は1箇所であるか。
　　　　　（医療法施行規則第30条の9)　　　　　　　　　　　（はい・いいえ）

質問6-9-8　扉、ふた等外部に通ずる部分は、鍵等閉鎖のための設備器具が設けられているか。
　　　　　（医療法施行規則第30条の9)　　　　　　　　　　　（はい・いいえ）

質問6-9-9　汚染拡大の防止措置（ろ紙等）がとられているか。　（はい・いいえ）

質問6-9-10　貯蔵容器は遮へい（1mの位置における実効線量率が100μSv/時以下）されたものであるか。
　　　　　（医療法施行規則第30条の9)　　　　　　　　　　　（はい・いいえ）

質問6-9-11　空気を汚染するおそれのある診療用放射性同位元素又は陽電子断層撮影診療用放射性同位元素を入れる場合、貯蔵容器は気密な構造であるか。
　　　　　（医療法施行規則第30条の9)　　　　　　　　　　　（はい・いいえ）

質問6-9-12　液体状の診療用放射性同位元素又は陽電子断層撮影診療用放射性同位元素を入れる場合、貯蔵容器はこぼれにくい構造でありかつ液体が浸透しにくい材料を用いているか。
　　　　　（医療法施行規則第30条の9)　　　　　　　　　　　（はい・いいえ）

質問6-9-13　貯蔵容器である旨の標識があるか。
　　　　　（医療法施行規則第30条の9)　　　　　　　　　　　（はい・いいえ）

質問6-9-14　受け皿、吸収材その他放射性同位元素による汚染の広がりを防止するための設備器具が設けられているか。
　　　　　（医療法施行規則第30条の9)　　　　　　　　　　　（はい・いいえ）

<u>ポイント</u>
1) 貯蔵施設の標識は放射能標識、「貯蔵室」又は「貯蔵箱」の文字、「許可なくして立入を禁ず」又は「許可なく触れることを禁ず」と記載されているか確認。
2) 貯蔵容器の標識は放射能標識、核種、数量（Bq）が記載されているか確認。

> 質問6-9-15 貯蔵業務は、専用室において行われているか。
> 　　　　　（医療法施行規則第30条の14）　　　　　　　　　（はい・いいえ）
>
> 質問6-9-16 目的外の使用（一般物品の保管等）はないか。
> 　　　　　（医療法施行規則の一部を改正する省令の施行について（平成13年3月12日付け医薬発第188号））　　　　　　　　　　　　　　　（はい・いいえ）

6-10　運搬容器

> 質問6-10-1 運搬等の業務は、それぞれ専用の容器において行われているか。
> 　　　　　（医療法施行規則第30条の14）　　　　　　　　　（はい・いいえ）
>
> 質問6-10-2 運搬容器は遮へい（1mの位置における実効線量率が100μSv/時以下）されたものであるか。
> 　　　　　（医療法施行規則第30条の10）　　　　　　　　　（はい・いいえ）
>
> 質問6-10-3 空気を汚染するおそれのある診療用放射性同位元素を入れる場合、運搬容器は気密な構造であるか。
> 　　　　　（医療法施行規則第30条の10）　　　　　　　　　（はい・いいえ）
>
> 質問6-10-4 液体状の診療用放射性同位元素を入れる場合、運搬容器はこぼれにくい構造でありかつ液体が浸透しにくい材料を用いているか。
> 　　　　　（医療法施行規則第30条の10）　　　　　　　　　（はい・いいえ）
>
> 質問6-10-5 運搬容器である旨の標識があるか。
> 　　　　　（医療法施行規則第30条の10）　　　　　　　　　（はい・いいえ）

ポイント
1) 運搬容器の標識は放射能標識、核種、数量（Bq）が記載されているか確認。

6-11　廃棄施設

＜全般＞

> 質問6-11-1 廃棄の委託者が厚生労働省令で指定を受けたものであるか。
> 　　　　　（医療法施行規則第30条の14の2）　　　　　　　（はい・いいえ）

質問6-11-2　廃棄物の取扱（引渡し）記録はあるか。
　　　　（医療法施行規則第30条の23）　　　　　　　　　　　（はい・いいえ）

質問6-11-3　記録を5年間保存しているか。
　　　　（医療法施行規則第30条の23）　　　　　　　　　　　（はい・いいえ）

<u>ポイント</u>
1)「医療法施行規則第30条の14の2第1項の診療用放射性同位元素又は放射性同位元素によって汚染された物の廃棄の委託を受ける者を指定する省令」（平成13年9月28日付け厚生労働省令第202号）により指定されている者に委託していること。
　　医療用放射性汚染物の処理を業者に委託する場合においては、医療用放射性汚染物が医療機関内の放射線汚染源とならないよう、廃棄施設内（保管廃棄設備）において適切な管理を行うこと。
2) 厚生労働大臣の指定を受けた廃棄業者は日本アイソトープ協会である。（平成13年9月28日付け厚生労働省令第202号）

質問6-11-4　施設の目のつきやすい場所に、放射線障害防止に必要な注意事項が掲示されているか。
　　　　（医療法施行規則第30条の13）　　　　　　　　　　　（はい・いいえ）

　　　はいの場合
　　　　　内容について適切であるか。　　　　　　　　　　　（はい・いいえ）

質問6-11-5　廃棄施設の外側が所定の線量（1mSv/週）以下に遮へいされているか。
　　　（廃棄施設の外側が管理区域の境界の場合は1.3mSv/3月）を超えていないか）
　　　　（医療法施行規則第30条の11）　　　　　　　　　　　（はい・いいえ）

＜排水設備＞

質問6-11-6　放射線障害の発生するおそれのある場所の放射線の量及び汚染のおそれのある場所を1ヶ月に1回以上測定し、記録が5年間保存されているか。
　　　　（医療法施行規則第30条の22）　　　　　　　　　　　（はい・いいえ）

　　　はいの場合

> 測定個所は適切か
> 測定記録の記載事項は適切か
> 排水の都度記録が行われているか。　　　　　　　　（はい・いいえ）

ポイント
1) 測定個所について
　　放射線の量については廃棄施設、管理区域の境界、病院内の人が居住する区域、敷地の境界汚染の状況は排水設備の排水口、排水監視設備のある場所、管理区域の境界
2) 測定記録に記載すべき項目（放射線の量）
○測定日時、○測定方法、○測定器の種類・型式、○測定器の校正年月日、○測定個所（平面図）、○BG値、○測定条件、○測定結果、○測定者（立会い者）、○装置名、型式、○測定結果に基づいた措置の概要
3) 測定記録に記載すべき項目（排水記録）
○排水年月日、○担当者名、○放射能濃度、○希釈措置等の有無、○排水量等、○測定方法：監視モニター、直接サンプリング、○測定機器：水モニター、ウエルカウンター、他（　）

質問6-11-7　管理区域を設定し、その旨を示す標識があるか。
　　　　　（医療法施行規則第30条の16）　　　　　　　　（はい・いいえ）

質問6-11-8　管理区域内にみだりに人が立ち入れない措置がとられているか。
　　　　　（医療法施行規則第30条の16）　　　　　　　　（はい・いいえ）

ポイント
1) 管理区域の境界の柵、出入口又はその付近に放射能標識、「管理区域（廃棄施設）」、「許可なくして立入を禁ず」と記載されているか。

質問6-11-9　廃液中の放射性同位元素の濃度を所定の濃度以下にする能力があるか。
　　　　　（医療法施行規則第30条の11）　　　　　　　　（はい・いいえ）

質問6-11-10　排液処理漕は、廃液の採取又は濃度測定ができ、流量調整ができる構造であるか。
　　　　　（医療法施行規則第30条の11）　　　　　　　　（はい・いいえ）

質問6-11-11　排液が漏れにくい構造であり、浸透、腐食しにくい材料が用いられ

ているか。（処理槽、配水管からの漏水はないか） （医療法施行規則第30条の11）	（はい・いいえ）
質問6-11-12　排液処理槽の上部開口部にふた、柵等の人がみだりに立ち入れない措置がとられているか。（出入口に鍵等がかけられているか） （医療法施行規則第30条の11）	（はい・いいえ）
質問6-11-13　排水管及び排液処理槽、又は排水設備の出入口付近に排水設備である旨の標識があるか。 （医療法施行規則第30条の11）	（はい・いいえ）

ポイント
1) 排液処理槽又はその付近、排水設備の出入口等に放射能標識が付されており、「排水設備」及び「許可なくして立入を禁ず」（出入口付近の場合）、又は「許可なくして触れることを禁ず」（排液処理槽の場合）と記載しているか。
2) 排水管の地上に露出している部分に放射能表示があるか確認する。

＜排気設備＞

質問6-11-14　放射線障害の発生するおそれのある場所の放射線の量及び汚染のおそれのある場所を1ヶ月に1回以上測定し、記録が5年間保存されているか。 （医療法施行規則第30条の22）　　　　　　　　　　　　（はい・いいえ） 　　　はいの場合 　　　・測定個所は適切か 　　　・記録の記載事項は適切か 　　　・排気の都度（連続排気の場合は連続して）記録が行われているか。 　　　　　　　　　　　　　　　　　　　　　　　　　　（はい・いいえ）

ポイント
1) 測定個所については次のとおり
　　放射線の量については廃棄施設、管理区域の境界、病院内の人が居住する区域、敷地の境界、汚染の状況排気水設備の排気口、排気監視設備のある場所、管理区域の境界
2) 測定記録に記載すべき項目
　○測定日時、○測定方法、○測定器の種類、型式、○測定器の校正年月日、○測定個所（平面図）、○BG値、○測定条件、○測定結果、○測定者（立会い者）、○装置名、型式、○測定結果に基づいた措置の概要

質問6-11-15 　管理区域を設定し、その旨を示す標識があるか。
　　　　　　　（医療法施行規則第30条の16）　　　　　　　　　（はい・いいえ）

質問6-11-16 　管理区域内にみだりに人が立ち入れない措置がとられているか。
　　　　　　　（医療法施行規則第30条の16）　　　　　　　　　（はい・いいえ）

質問6-11-17 　排気中の放射性同位元素の濃度を所定の濃度限度以下にする能力があるか。
　　　　　　　（医療法施行規則第30条の11）　　　　　　　　　（はい・いいえ）

質問6-11-18 　人が常時立ち入る場所の空気を所定の濃度限度以下にする能力があるか。
　　　　　　　（医療法施行規則第30条の11）　　　　　　　　　（はい・いいえ）

質問6-11-19 　気体の漏れにくい構造とし、腐食しにくい材料を用いているか。（排管の損傷、腐食等はないか）
　　　　　　　（医療法施行規則第30条の11）　　　　　　　　　（はい・いいえ）

質問6-11-20 　排気ファンは正常に作動しているか。　　　　　　（はい・いいえ）

質問6-11-21 　差圧計（マノメータ）の指示値は高くないか。（フィルタ交換の有無）
　　　　　　　　　　　　　　　　　　　　　　　　　　　　　　（はい・いいえ）

質問6-11-22 　故障の際、放射性同位元素によって汚染されたものの広がりを急速に防止できる装置が設けられているか。（ダンパーの設置等はあるか）
　　　　　　　（医療法施行規則第30条の11）　　　　　　　　　（はい・いいえ）

質問6-11-23 　排気浄化装置、排気管、排気口に排気設備である旨の標識があるか。
　　　　　　　（医療法施行規則第30条の11）　　　　　　　　　（はい・いいえ）

ポイント
1) 管理区域の境界の柵、出入口又はその付近に放射能標識が付されており、「管理区域（廃棄施設）」、「許可なくして立入を禁ず」と記載されているか。
2) フィルタなどの装置を設けて、排気口における濃度を測定し核種の化学形ごとに定められた濃度限度以下になるような装置を設ける。
3) 排気浄化装置、排気口又はその付近に放射能標識が付されており、「排気設備」「許可なく触れることを禁ず」と記載されているか確認する。

4）排気管の表面に放射能表示がされているか確認する。

＜保管廃棄設備＞

質問6-11-24　放射線障害の発生するおそれのある場所の放射線の量及び汚染のおそれのある場所を1ヶ月に1回以上測定し、記録が5年間保存されているか。
　　　　　（医療法施行規則第30条の22）　　　　　　　　（はい・いいえ）

　　　　　はいの場合
　　　　　　測定個所は適切か
　　　　　　測定記録の記載事項は適切か

ポイント
1）測定記録に記載すべき項目
　〇測定日時、〇測定方法、〇測定器の種類、型式、〇測定器の校正年月日、〇測定個所（平面図）、〇BG値、〇測定条件、〇測定結果、〇測定者（立会い者）、〇装置名、型式、〇測定結果に基づいた措置の概要

質問6-11-25　管理区域を設定し、その旨を示す標識があるか。
　　　　　　（医療法施行規則第30条の16）　　　　　　　（はい・いいえ）

質問6-11-26　管理区域内にみだりに人が立ち入れない措置がとられているか。
　　　　　　（医療法施行規則第30条の16）　　　　　　　（はい・いいえ）

ポイント
1）管理区域の境界の柵、出入口又はその付近に放射能標識が付されており、「管理区域（廃棄施設）」、「許可なくして立入を禁ず」と記載されているか。

質問6-11-27　保管廃棄設備である旨の標識があるか。
　　　　　　（医療法施行規則第30条の11）　　　　　　　（はい・いいえ）

質問6-11-28　外部と区画された構造であるか。
　　　　　　（医療法施行規則第30条の11）　　　　　　　（はい・いいえ）

質問6-11-29　扉、ふた等外部に通ずる部分は鍵その他閉鎖のための設備器具が設けられているか。
　　　　　　（医療法施行規則第30条の11）　　　　　　　（はい・いいえ）

質問6-11-30　耐火性の保管廃棄容器を備え、保管廃棄容器である旨の標識があるか。
　　　　　（医療法施行規則第30条の11）　　　　　　　　　　（はい・いいえ）

質問6-11-31　空気を汚染するおそれのある状態にある物を入れる保管廃棄の容器は気密な構造であるか。
　　　　　また、液体状の診療用放射性同位元素又は放射性同位元素によって汚染された物を入れる保管廃棄の容器は、こぼれにくい構造であり、かつ、浸透しにくい材料で作られているか。
　　　　　　　　　　　　　　　　　　　　　　　　　　　　　（はい・いいえ）

質問6-11-32　保管廃棄設備以外で保管廃棄していないか。
　　　　　（医療法施行規則第30条の14）　　　　　　　　　　（はい・いいえ）

質問6-11-33　目的外使用（一般物品の保管等）はないか。
　　　　　（医薬発第188号）　　　　　　　　　　　　　　　　（はい・いいえ）

ポイント
1) 保管廃棄設備の外部に通ずる部分又はその付近に放射能標識が付されており、「保管廃棄設備」「許可なくして立入を禁ず」と記載されているか確認する。
2) 保管廃棄容器に放射能標識が付されており、「放射性廃棄物」と記載されているか。
3) 陽電子断層撮影診療用放射性同位元素又は陽電子断層撮影診療用放射性同位元素によって汚染された物を廃棄する場合は、これら以外の物が混入又は付着しないよう封及び表示をし、7日間を超えて管理区域内の廃棄施設において保管廃棄する場合に限り、保管廃棄施設を設けることを要しない。（則30条の11第1項第6号及び第4号並びに平成16年厚生労働省告示306号参照）

6-12　事故の場合の措置

質問6-12-1　起こりうる事故時に対する、平素からの対策が講じられているか。
　　　　　（医療法施行規則第30条の25）　　　　　　　　　　（はい・いいえ）

　　　　　　はいの場合
　　　　　　・日常、又は定期の点検等を行っているか。　　　（はい・いいえ）
　　　　　　・事故時の行動、通報先等を記載した要項を定めているか。

> （医療法施行規則の一部を改正する省令の施行について（平成13年3月12日付け医薬発第188号））
> 　　　　　　　　　　　　　　　　　　　　　　　　　（はい・いいえ）
> ・事故等に対する教育訓練が行われているか。　　　（はい・いいえ）
> ・放射線部門の代表者が院内安全管理、院内感染等の各種委員会に参加し、その内容を所属職員に周知徹底しているか。　（はい・いいえ）
> ・女子（妊娠の可能性がないと診断されたもの及び妊娠の意思がない旨管理者に書面で申し出たものを除く）を緊急作業に従事させない旨を徹底しているか。
> （医療法施行規則の一部を改正する省令の施行について（平成13年3月12日付け医薬発第188号））　　　　　　　　　　　　（はい・いいえ）

ポイント
1) 緊急作業の女子の従事制限は、障害防止法では法定項目であり、事故時の措置についても規定されている。（障害防止法施行規則第29条）

6-13　移動型エックス線装置

> 質問6-13-1　鍵のかかる保管場所又は鍵をかけて、移動させられないような措置がとられ、キースイッチ等が適切に保管されているか。
> （医療法施行規則第30条の15、医療法施行規則の一部を改正する省令の施行について（平成13年3月12日付け医薬発第188号））　　（はい・いいえ）

ポイント
1) 病棟（廊下）での保管は、医療法施行規則第16条第1項に定められた廊下幅を満たさなくなる場合がある。また、患者の往来の激しい場所であり、災害等緊急時の避難の妨げとなるため、好ましくない。
2) エックス線装置の使用条件、保管条件等を確認する。
（医療法施行規則の一部を改正する省令の施行について（平成13年3月12日付け医薬発第188号）第2届け出事項1-3）

6-14　MRI装置

> 質問6-14-1　実施者について適切であるか。（医師、歯科医師、診療放射線技師、臨床検査技師）　　　　　　　　　　　　　　　（はい・いいえ）

質問6-14-2　ペースメーカー等禁忌患者のチェックの実施がされているか。
　　　　　　　　　　　　　　　　　　　　　　　　　　　（はい・いいえ）

質問6-14-3　磁場発生中の表示がされているか。　　　　　（はい・いいえ）

質問6-14-4　注意事項の掲示がされているか。　　　　　　（はい・いいえ）

質問6-14-5　検査室内で更衣していないか。（前室、更衣室の設置）
　　　　　　　　　　　　　　　　　　　　　　　　　　　（はい・いいえ）

質問6-14-6　金属類の持ち込み等チェックはしているか。（金属探知機、口頭確認）
　　　　　　　　　　　　　　　　　　　　　　　　　　　（はい・いいえ）

質問6-14-7　クエンチ発生時の対策はとられているか。（室内酸素濃度表示・低下
　　　　　　時の警報装置・クエンチパイプの把握）　　　（はい・いいえ）

質問6-14-8　高周波利用設備の許可を取っているか。
　　　　　　　（電波法第100条第1項）　　　　　　　　　（はい・いいえ）

質問6-14-9　立ち入り制限区域、漏洩磁場強度5ガウス以上のエリアがMRI室外に
　　　　　　ある場合、立ち入り制限をしているか。　　　（はい・いいえ）

質問6-14-10　温度（24℃以下）、相対湿度（60%以下）の空調コントロールと換気
　　　　　　システムに管理されているか。　　　　　　　（はい・いいえ）

Ⅲ．様式例

Ⅲ-1　病院立入検査補助表

担当者：

項目	適・否	根拠法令	備考
1　医療従事者		法21-1-1	※基準計算表による出勤簿、免許写、勤務割表、賃金台帳、雇用契約書等を確認
①医師数　　　（基準数　　人　現員数　　人）	適・否	則19-1-1	
②歯科医師数　（基準数　　人　現員数　　人）	適・否	則19-1-2	
③薬剤師数　　（基準数　　人　現員数　　人）	適・否	則19-2-1	
④看護師数　　（基準数　　人　現員数　　人）	適・否	則19-2-2	
⑤助産師数　　（基準数　　人　現員数　　人）	適・否	則19-2-2	
⑥看護補助者数（基準数　　人　現員数　　人）	適・否	則19-2-3	
⑦(管理)栄養士数（基準数　　人　現員数　　人）	適・否	則19-2-4	
2　管理		法7-1、-2	医療法上の届出関係書類綴確認 現場確認
1　医療法の手続き			
①医療法の使用許可 ・構造設備は使用の許可を受けているか。	適・否	法27	
②届出事項の変更 ・前回の立入検査以降変更があれば届出しているか。 （管理者の住所・氏名）	適・否	令4、令4の2-2	
③許可事項の変更 ・前回の立入検査以降変更があれば許可を受けているか。	適・否	法7、令4-1	
④地域医療支援病院又は特定機能病院の承認	適・否	法4、法4の2、法22、22の2	
⑤診療放射線機器の届出 ・設置、変更、廃止の届出をしているか。	適・否	則24～29	
2　患者の収容状況			病院日誌等の諸記録確認 現場確認
①病室の定員厳守 ・病室に定員以上の患者を収容させていないか。	適・否	則10-1-1	
②病室以外の患者収容 ・病室以外の場所に患者を入院させていないか。	適・否	則10-1-2	
③精神病、感染症患者の混入防止 ・精神病室又は感染症室以外の場所に上記患者を入院させていないか。	適・否	則10-1-3	
④病毒感染の危険のある患者からの感染防止	適・否		
・当該患者を他の患者と同室に入院させないこと。	適・否	則10-1-4	

		・当該患者を入院させた病室を消毒せずに他の患者を入院させないこと。	適・否	則10-1-5	
		・当該患者の用に供した被服、寝具、食器等を消毒しないで他の患者に使用しないこと。	適・否	則10-1-6	
		⑤器具、同位元素治療患者の放射線治療室以外の収容防止 ・器具又は同位元素により治療を受けている患者を放射線治療室以外の病室に入院させていないか。	適・否	則30の15-1	
		⑥放射線治療病室への他の患者の収容防止 ・上記⑤で規定する患者以外の患者を入院させていないか。	適・否	則30の15-2	
	※ 看護師等確保推進者 ・看護師等の員数が定められた員数の7割に満たない場合、看護師等確保推進者を定め、改善が図られているか。		適・否	看護師等の人材確保の促進に関する法律12 同法施行規則1、2	看護師等確保推進者届出書、看護師等確保計画書等確認
	3 新生児の管理			法15-1	勤務割表確認
		①看護体制 ・適当な看護要員が配置され、その責任体制が確保されているか。	適・否	則19-2-2	消防計画等確認 現場確認
		②識別方法 ・出生直後に新生児標識（マジック、足輪等）を付すなど、適切な識別方法が適切な時期に実施されているか。	適・否		
		③避難体制	適・否		
		・避難にあたって、あらかじめ収容施設が定められているか。	適・否		
		・避難に必要な器具類（バスケット、毛布等）が備えてあるか。	適・否		
		・勤務体制（夜間・昼間）に応じた搬送方法避難経路役割が定められているか。	適・否		
	4 医師の宿直			法16	病院日誌、宿直スケジュール表、勤務割表等確認
		①医師の宿直体制は整っているか。 宿直（ 人）	適・否		
		②医師が同一敷地内等に居住し宿直していない場合は知事の許可を受けているか。	適・否		
		③看護職の看護体制は整っているか。 （当直制・2交替・3交替）	適・否		
	5 医薬品の取扱い			則14	現場確認（調剤所）
		①毒劇薬の保管・表示	適・否		
		・劇薬が他の物と区別され保管・管理されているか。	適・否	薬事法48-1、-2	
		・毒薬が他の物と区別され保管・管理されているか。	適・否		
		・毒薬を保管する場所に施錠されているか。	適・否		

	・容器又は被包にそれぞれ表示されているか。 毒薬は黒地に白枠白字で品名及び「毒」 劇薬は白地に赤枠赤字で品名及び「劇」	適・否	薬事法44	
②毒劇物の保管・表示		適・否	毒物劇物取締法 11-1、12-3	
	・毒物、劇物を他の物と区別され施錠して保管・管理しているか。	適・否		
	・毒物及び劇物の保管場所の表示はされているか	適・否		
③医薬品及び容器の清潔保持		適・否	法23-1 則16-1-14 薬事法8	
	・調剤所に必要な施設や設備が設けられているか。 採光、換気を十分にし清潔を保つ。冷暗所を設ける。調剤に必要な器具があるか。	適・否		
	・医薬品を他の薬品と区別して貯蔵管理しているか。	適・否		
	・医薬品及びその容器が清潔を保つよう配慮されているか。	適・否		
	・医薬品の管理（適温等保存環境）は適正に行われているか。	適・否		
④血液製剤管理		適・否	薬事法68の9 薬事法施行規則 241-2	血液製剤保管庫、 血液製剤管理簿 確認
	・輸血用血液、血漿分画製剤は適した条件で保存されているか。	適・否		
	・血液製剤管理簿に定められた記載事項が記載され、適正に管理されているか。（製品名、製造番号、投与日又は調剤日、患者氏名、住所）	適・否		
	・血液製剤管理簿は20年間保存されているか。	適・否		
⑤引火性の薬品等の保管		適・否	法20、消防法8	※引火性の薬品 アルコール類、 エーテル類、ベ ンゼン類
	・火気の近くに保存されていないか。保管管理が適正に行われているか。	適・否		
	・薬品棚等の転倒防止措置は取られているか。	適・否		
⑥麻薬の管理及び取扱い				スチール製のロッ カー、事務机の 引出し等は麻薬 の保管庫にならない。 麻薬帳簿・麻薬 処方せんの確認 麻薬施用者免許 証 麻薬管理者免許 証
	・保管は専用の保管設備を設けてあるか。	適・否	麻薬及び向精神 薬取締法34	
	・保管庫（金庫）は固定してあり、施錠設備があるか。	適・否		
	・院内で保管しているか。	適・否	麻薬及び向精神 薬取締法34	
	・麻薬施用者は、免許を取得しているか。	適・否	麻薬及び向精神 薬取締法3	
	・麻薬施用者が2人以上のとき麻薬管理者の免許取得者がいるか。	適・否	麻薬及び向精神 薬取締法33	
	・麻薬帳簿が備えてあり必要事項が記載されているか。	適・否		
	・麻薬帳簿が2年間保存されているか。	適・否	麻薬及び向精神 薬取締法39	

		・麻薬管理者は年間報告書を県に届けているか。	適・否	麻薬及び向精神薬取締法48	麻薬廃棄届の確認
		・麻薬を廃棄する場合、適正に行われているか。 　ア　1回に全量使用せず残量があるときの（他の職員立会のもと廃棄） 　イ　麻薬の有効期限切れ（保健所職員立会のもと廃棄） 　ウ　処方変更で使用しないとき（他の職員立会のもと廃棄後県に届出）	適・否	麻薬及び向精神薬取締法29	
		・事故等の届出は行われているか。 　（滅失、盗難、所在不明等）	適・否	麻薬及び向精神薬取締法35	
	⑦向精神薬の管理及び取扱い		適・否	麻薬及び向精神薬取締法50の21、50の22、50の23	
		・適切に保管・管理し、廃棄するときは回収困難な方法で行っているか。	適・否		
		・第1種・第2種は購入及び廃棄の記録があるか。 　品名・数量・年月日・購入先を記載	適・否		
		・事故等の届出は行われているか。 　（滅失、盗難、所在不明等）	適・否		
	⑧覚せい剤原料の管理及び取扱い		適・否	覚せい剤取締法30の12、30の13、30の17	
		・鍵がかかる場所に保管しているか。	適・否		
		・廃棄する場合、県へ届出し保健所職員立会のもと廃棄しているか。	適・否		
		・帳簿を備え必要事項が記載されているか。	適・否		
6	医療用具等の清潔保持及び維持管理			法20	器具の点検記録簿等確認
	①医療用具及び看護用具が清潔を保つよう十分手入れがされているか。		適・否		
	②病棟における諸設備は清潔に保たれているか。		適・否		
7	調理器械・器具の清潔保持及び維持管理			法15-1	調理室確認
	①調理器械・器具及び食事運搬車の手入れが十分されているか。		適・否	法20	
	②食器の消毒が適切に行われているか。		適・否	則20-1-8	
	③食品等の保管取扱が衛生的に行われているか。		適・否	食品衛生法3	
	④従業員の作業用被服が清潔に保たれているか。		適・否		
※	給水施設			法20 水道法34 水道法34の2	水質検査成績書、受水槽等清掃記録等確認
	①給水種別に応じた維持管理が適切に行われているか。 　上水道／井戸水等		適・否		
		・簡易専用水道（受水槽10m³超、給水人口101人以上） 　年1回の水質検査、貯水槽の清掃を行っているか。	適・否		
		・小簡易専用水道（受水槽5～10m³以下） 　年1回の水質検査、貯水槽の清掃を行っているか。	適・否		

	・小規模水道（井戸水等、給水人口50人以上） 　6ヶ月に1回の水質検査、1日1回残留塩素測定等	適・否		
8	職員の健康管理体制		法15-1	健康診断個人票、保菌検査成績書等確認
	①定期健康診断	適・否		
	・1年以内ごとに1回定期健康診断を実施しているか。	適・否	労働安全衛生法66-1 労働安全衛生規則43、44、45	
	・雇入時の健康診断を実施しているか。	適・否		
	・特定業務従事者（深夜業務従事者）は6ヶ月以内ごとに1回実施しているか。	適・否		
	②定期健康診断の結果についての適切な措置 ・異状が発見された職員に対し、必要な措置がとられているか。	適・否	労働安全衛生法66の5、労働安全衛生規則61	
	③給食関係職員の検診等 ・毎月1回以上細菌学的検査（検便）を実施しているか。	適・否	労働安全衛生規則47	
	④放射線関係職員の検診等 ・雇入時、配置換え及び6ヶ月以内ごとに1回実施しているか。	適・否	電離放射線障害防止規則56	
9	医療の情報の提供		法6の3-1～3	
	・医療機関の有する医療機能情報が公表されていること。	適・否		
※	広告違反行為		法6の5 法6の6 令3の2	
	①医療法6条の5以外の広告をしていないか。	適・否		
	②広告の方法及び内容に関する基準に違反していないか。	適・否		
	③広告の内容が虚偽にわたっていないか。	適・否		
10	医療の安全管理のための体制確保		法6の10 則1の11-1	医療に係る安全管理のための指針確認
	①医療に係る安全管理のための指針の整備	適・否		
	・安全管理に関する基本的な考え方が記載されているか。	適・否		
	・安全管理のための委員会等組織に関する基本的な事項が記載されているか。	適・否		
	・安全管理のための職員研修に関する基本方針が記載されているか。	適・否		
	・事故報告等の医療に係る安全の確保を目的とした改善のための方策に関する基本的方針が記載されているか。	適・否		
	・医療事故等発生時の対応に関する基本方針が記載されているか。	適・否		
	・患者等との間の情報の共有に関する基本方針及び当該指針の閲覧に関する基本方針が記載されているか。	適・否		
	・患者からの相談への対応に関する基本方針が記載されているか。	適・否		

		・その他医療安全の推進のための必要な基本方針が記載されているか。	適・否	
	②医療に係る安全管理のための委員会の開催		適・否	委員会開催記録確認
		・委員会の管理及び運営に関する規程があるか。	適・否	
		・重要な検討内容について患者への対応状況を含め管理者へ報告することになっているか。	適・否	
		・重大な問題が発生した場合は、速やかに発生の原因を分析し、改善策の立案、実施、職員への周知を図っているか。	適・否	
		・委員会で立案された改善策の実施状況を必要に応じ調査し見直しているか。	適・否	
		・委員会は月1回程度開催されているか。又重大な問題が発生した場合適宜開催しているか。	適・否	
		・委員会は安全管理のための責任者等で構成されているか。	適・否	
	③医療に係る安全管理のための職員研修の実施		適・否	研修記録確認 ①開催又は受講日時 ②出席者 ③研修項目
		・年2回程度安全管理に関する職員研修を定期的に開催するほか、必要に応じて開催されているか。	適・否	
		・研修の実施内容について記録しているか。	適・否	
	④医療機関内における事故報告等の医療に係る安全の確保を目的とした改善のための方策		適・否	インシデント等の収集状況、分析状況確認
		・病院等において発生した事故について安全管理委員会への報告等を行っているか。	適・否	
		・重大な事故の発生時には、速やかに管理者への報告を行っているか。	適・否	
		・事故及びインシデントの院内報告制度が整備され機能しているか。	適・否	
		・収集した事故及びインシデントの情報の分析は適切に行われているか。	適・否	
		・病院等の問題点を把握して、改善策の企画立案及びその実施状況を評価し、院内においてこれらの情報を共有しているか。	適・否	
		・事故の報告は診療録又は看護記録等に基づき作成されているか。	適・否	
11	院内感染対策のための体制確保		法6の10 則1の11-2-1	院内感染対策のための指針確認
	①院内感染対策の指針の整備		適・否	
		・院内感染に関する基本的な考え方が記載されているか。	適・否	
		・院内感染のための委員会等組織に関する基本的な事項が記載されているか。	適・否	

	・院内感染のための職員研修に関する基本方針が記載されているか。	適・否		
	・感染症の発生状況の報告に関する基本的方針が記載されているか。 ・院内感染発生時の対応に関する基本方針が記載されているか。	適・否		
	・患者等に対する当該指針の閲覧に関する基本方針が記載されているか。 ・その他院内感染対策の推進のための必要な基本方針が記載されているか。	適・否		
	②院内感染対策のための委員会の開催	適・否		委員会開催記録確認
	・委員会の管理及び運営に関する規程があるか。	適・否		
	・重要な検討内容について院内感染の発生時及び発生が疑われる際の患者への対応状況を含め管理者へ報告することになっているか。	適・否		
	・院内感染が発生した場合は、速やかに発生の原因を分析し、改善策の立案、実施、職員への周知を図っているか。	適・否		
	・委員会で立案された改善策の実施状況を必要に応じ調査し見直しているか。	適・否		
	・委員会は月1回程度開催されているか。又重大な問題が発生した場合適宜開催しているか。	適・否		
	・委員会の委員は職種横断的に構成されているか。	適・否		
	③院内感染対策のための職員研修の実施	適・否		研修記録確認 ①開催又は受講日時 ②出席者 ③研修項目
	・年2回程度安全管理に関する職員研修を定期的に開催するほか、必要に応じて開催されているか。	適・否		
	・研修の実施内容について記録しているか。	適・否		
	④医療機関内における感染症の発生状況の報告等その他の院内感染対策の推進を目的とした改善のための方策	適・否		
	・院内感染の発生状況を把握するため、病院等における感染症の発生動向の情報を共有することで、院内感染の発生の予防及びまん延の防止を行っているか。	適・否		
	・重大な院内感染等が発生時し、院内のみでの対応が困難な場合、又は、発生したことが疑われる場合には、地域の専門家等に相談が行われる体制を確保することが望ましい。	適・否		
	・院内感染対策の指針に即した院内感染対策マニュアルを整備する等、その他の院内感染対策の推進のために必要な改善策を図るとともに、それらを定期的に見直すことが望ましい。	適・否		
12	医薬品に係る安全管理のための体制確保		法6の10 則1の11-2-2	病院は、管理者との兼務不可
	①医薬品の安全使用のための責任者の配置	適・否		

		・医薬品安全管理責任者を配置しているか。	適・否		研修は必要に応じて実施することとなっている。
	②医薬品の安全使用のための職員研修の実施		適・否		
		・医薬品の有効性・安全性に関する情報、使用方法について研修がされているか。	適・否		
		・医薬品の安全使用のための業務に関する手順書についての研修がされているか。	適・否		
		・医薬品による副作用等が生じた場合の対応（施設内での報告、行政機関への報告等）についての研修がされているか。	適・否		
	③医薬品の安全使用のための業務手順書の作成及び当該手順書に基づく業務の実施		適・否		
		・病院等で用いる医薬品の採用・購入に関する事項が記載されているか。	適・否		
		・医薬品の管理に関する事項が記載されているか。	適・否		
		・患者に対する医療品の投薬指示から調剤に関する事項が記載されているか。	適・否		
		・患者に対する与薬や服薬指導に関する事項が記載されているか。	適・否		
		・医薬品の安全使用に係る情報の取り扱い（収集・提供等）に関する事項が記載されているか。	適・否		
		・他施設（病院、薬局等）との連携に関する事項が記載されているか。	適・否		
	④医薬品の安全使用のために必要となる情報の収集及びその他の医薬品の安全使用を目的とした改善のための方策		適・否		
		・医薬品の添付文書の情報のほか、医薬品製造販売業等からの情報を広く収集、管理し、必要に応じて医薬品を取り扱う従業者に対し、周知しているか。	適・否		
13	医療機器に係る安全管理のための体制確保			法6の10 則1の11-2-3	病院は、管理者との兼務不可
	①医療機器の安全使用のための責任者の配置		適・否		
		・医療機器安全管理責任者を配置しているか。	適・否		
	②医療機器の安全使用のための職員研修の実施		適・否		研修は必要に応じて実施することとなっている。
		・使用した経験のない新しい医療機器を導入する際、医療機器を使用する予定の者に対する研修を行っているか。	適・否		
		・医療機器の有効性・安全性について研修を受けているか。	適・否		
		・医療機器の使用方法について研修を受けているか。	適・否		
		・医療機器の保守点検について研修を受けているか。	適・否		
		・医療機器の不具合等が生じた場合の対応（施設内での報告、行政機関への報告等）について研修を受けているか。	適・否		

	・医療機器の使用に関して特に法令上遵守すべき事項について研修を受けているか。	適・否		
	・実施内容について記録がされているか。	適・否		
	③医療機器の保守点検に関する計画の策定及び保守点検の適切な実施	適・否		
	・医療機器の特殊性を鑑み、保守点検が必要と考えられる医療機器について、保守点検計画が策定されているか。	適・否		
	・保守点検計画は、機種別に保守点検の時期等が記載されているか。	適・否		
	・保守点検の実施状況、使用状況、修理状況、購入年等を把握し、記録がされているか。	適・否		
	・保守点検を外部に委託する場合も保守点検の実施状況等の記録を保存しているか。	適・否		
	④医療機器の安全使用のために必要となる情報の収集及びその他の医療機器の安全使用を目的とした改善のための方策	適・否		
	・医療機器の添付文書、取扱説明書等の医療機器の安全使用・保守点検等に関する情報を整理し、保管されているか。	適・否		
	・医療機器の不具合情報や安全性情報等の安全使用のために必要な情報を製造販売業者等から一元的に収集するとともに、得られた情報を医療機器に携わる者に対して適切に提供しているか。	適・否		
	・医療機器の不具合や健康被害等に関する内外の情報に努めるとともに、管理者への報告等を行っているか。	適・否		
3	帳票・記録			外来カルテ、入院カルテ確認
	①必要な事項が記載されているか。	適・否	医師法24-1 同法施行規則23 歯科医師法23-1 同法施行規則22	
	・診療を受けた者の住所・氏名・性別・年齢・病名・主要症状・治療方法（処方及び処置）・診療年月日	適・否		
	・医師の署名（サイン）はあるか。	適・否		
	・医師指示の指示受者の署名（サイン）はあるか。	適・否		
	②医療行為が完了してから5年間保存されているか。	適・否	医師法24-2 歯科医師法23-2	
※	処方せん			処方せん確認
	①一般処方せんに必要な事項が記載されているか。 ・患者の氏名・年齢・薬名・分量・用法・用量・発行年月日・使用期間・病院の名称・医師の記名押印又は署名	適・否	医師法22 同法施行規則21	
	②麻薬処方せんに必要な事項が記載されているか。 ・患者の氏名・年齢・麻薬の品名・分量・用法用量・医師の記名押印又は署名・医師の麻薬免許証の番号・患者の住所・処方せんの使用期限・発行年月日・麻薬事業所の名称・所在地	適・否	麻薬及び向精神薬取締法27-6 同法施行規則9の3	麻薬処方せん

	③調剤済み処方せんに必要な事項が記載されているか。 ・調剤済みの旨・調剤年月日・調剤した薬剤師の記名押印又は署名・調剤した薬局又は病院の名称及び所在地・医師等同意後の変更内容・疑義回答の内容		適・否	薬剤師法26	
	④調剤済みとなった日から2年間保存されているか。 （参考：薬局開設者は3年）		適・否	則20-1-10	
2	助産録				助産録確認
	①必要な事項が記載されているか。 ・妊産婦の住所・氏名・年齢・職業・分娩回数・生死産別・妊産婦の既往疾患の有無及びその経過・妊娠の経過及び所見・保健指導の要領・妊娠中の健康診断の有無・分娩の場所・分娩の年月日時分・分娩の経過及び処置・分娩異常の有無・児の数、性別、生死別、児及び胎児付属物の所見・産褥の経過・褥婦の保健指導・新生児の保健指導・医師の健康診断の有無		適・否	保健師助産師看護師法42 同法施行規則34	
	②最後の診察日から5年間保存されているか。		適・否	保健師助産師看護師法42-2	
3	診察に関する諸記録の保管				病院日誌記載参考事項 ①入院・外来患者数 ②手術件数、分娩件数 ③X線撮影件数、検査件数 ④調剤数 ⑤給食数（常食、治療食） ⑥職員の勤務、夜勤状況 ⑦その他の特記事項
	①病院日誌（病院経営管理に関する総合的特記事項の日誌）		適・否	法21-1-9 則20-1-10	
	②各科診療日誌（各科別の診療管理上の総括的事項の日誌並びに看護に関する日誌）		適・否		
	③手術記録（手術室の管理及び各科の利用状況等の記録）		適・否		
	④看護記録		適・否		
	⑤検査所見記録（検査室において行われた検査結果の記録）		適・否		
	⑥エックス線写真		適・否		
	⑦入院及び外来患者の数を明らかにする帳簿（病院日誌に記載可）		適・否		
	⑧入院診療計画書		適・否		
	⑨上記記録は過去2年間保存されているか。		適・否		
	①特定機能病院の場合 　（以下の書類が整理保管されているか。）			法22の2-1-3 則22の3-1-2	
		・診療に関する諸記録 　病院日誌・各科診療日誌・手術記録・検査所見記録・エックス線写真・処方せん・看護記録・紹介状・退院した患者に係る入院期間中の診療経過の要約	適・否		
		・管理運営に関する諸記録	適・否	則22の3-1-3	
		・従業者数を明らかにする帳簿・高度の医療の提供実績・高度な医療技術の開発及び評価の実績・高度な医療の研修実績、閲覧、実績	適・否		

	・紹介患者に対する医療提供の実績・入院患者、外来患者、調剤数を明らかにする帳簿	適・否		
	②上記記録は過去2年間保存されているか。			
※ 照射録			診療放射線技師法28 同法施行規則16	照射録確認
	①必要な事項を記載しているか。 ・患者氏名・年齢・性別・照射の年月日・照射の方法・指示した医師の署名・指示の内容	適・否		
4 エックス線装置等に関する記帳			則30の23-1 ※記録が必要なのはエックス線診療室として許可を受けていない手術室での使用又は管理区域外で使用するポータブル装置等 則30の23-2 ※診療用放射線照射器具、放射性同位元素を使用する病院	使用時間の記録等確認 診療用放射線照射器具の記録、放射性同位元素の記録確認
	①装置及び器具の使用時間の記録及び保存			
	・エックス線装置等の1週間当りの延べ使用時間を記録し、その帳簿は1年毎に閉鎖し2年間保存してあるか。	適・否		
	②器具、同位元素及び同位元素による汚染物の記録及び保存			
	・診療用放射線照射器具を使用している場合 　○入手年月日、型式、個数 　○使用年月日、型式、個数、使用者氏名 　○廃棄年月日、型式、個数、廃棄従事者名、廃棄方法、廃棄場所 ・放射性同位元素を使用している場合 　○入手年月日、型式、個数 　○使用年月日、型式、個数、使用者氏名 　○廃棄年月日、型式、個数、廃棄従事者名、廃棄方法、廃棄場所	適・否		
	・上記とも1年毎に閉鎖し、5年間保存されているか。	適・否		
	③線量当量等の測定・記録及び保存	適・否	則30の22	放射線漏洩線量測定報告書等確認
	・放射線障害の発生するおそれのある場所の放射線量の測定 　（※機器の固定、一定の取扱、遮蔽があれば6ヶ月に1回測定） 　（測定時期）　平成　　年　　月　　日	適・否		
	・診療用放射性同位元素使用室、貯蔵施設、廃棄施設については、1ヶ月に1回測定しているか。	適・否		
	・診療用放射性同位元素使用室、貯蔵施設、廃棄施設の排気、排水口はそのつど測定しているか。	適・否		
	・上記記録は5年間保存されているか。	適・否		
	④治療用エックス線装置等の放射線量の測定保存		則30の21 ※治療用として使用する病院	放射線量測定の記録確認
	・治療用エックス線装置、診療用高エネルギー放射線発生装置、診療用放射線照射装置の放射線量を6ヶ月に1回測定しているか。	適・否		
	・上記記録は5年間保存されているか。	適・否		

	5 院内掲示 　施設の入口、受付、待合室等の付近に定められた事項が掲示してあるか。 ・管理者の氏名・診療に従事する医師（歯科医師）名・診察日・診療時間・建物の内部に関する案内	適・否	法14の2 則9の3、9の4	現場確認
4	業務委託 ・委託業務を適正に行う能力のある者と委託契約しているか。	適・否	法15の2	契約書、業務案内、標準作業書等確認
	(1)検体検査（・委託している　・していない） 　（委託先；　　　　　　　　　　）	適・否	則9の8	
	(2)滅菌消毒（・委託している　・していない） 　（委託先；　　　　　　　　　　）	適・否	則9の9	
	(3)食事の提供（・委託している　・していない） 　（委託先；　　　　　　　　　　）	適・否	則9の10	
	(4)患者の搬送（・委託している　・していない） 　（委託先；　　　　　　　　　　）	適・否	則9の11	
	(5)医療機器の保守点検（・委託している・していない） 　（委託先；　　　　　　　　　　）	適・否	則9の12	
	(6)医療ガス供給設備の保守点検（・委託している・していない） 　（委託先；　　　　　　　　　　）	適・否	則9の13	
	(7)洗　濯（・委託している　・していない） 　（委託先；　　　　　　　　　　）	適・否	則9の14	
	(8)清　掃（・委託している　・していない） 　（委託先；　　　　　　　　　　）	適・否	則9の15	
	(9)感染性廃棄物		法20 廃棄物の処理及び清掃に関する法律12の2-8	帳簿又はマニフェスト確認 現場確認
	①特別管理産業廃棄物管理責任者を選任しているか。	適・否		
	②感染性廃棄物の処理に関する帳簿を備え必要事項を記載しているか。 　　（マニフェストで代用　可）	適・否	同法12の2	
	③上記帳簿は1年毎に閉鎖し、5年間保存されているか。 　　（マニフェストで代用の場合、時系列に保存されているか。）	適・否	同法12の3	
	④収集・運搬・保管	適・否		
	・他の廃棄物と分別して適正な容器に収納しているか。	適・否		
	・内容物が飛散・流出することがない容器を使用しているか。 　　　（飛散・流出しないような容器とは） 　　　○鋭利なものは耐貫通性のある堅固な容器を使用する。 　　　○固形状のものは丈夫なプラスチック袋を二重にして使用する。 　　　○液状又は泥状のものには漏洩しないように密封容器を使用する。	適・否		

— 178 —

		・収容容器であることを識別できるようにしてあり、その性状（固形、液状等）を明確にし、注意事項が表示してあるか。 例）性状により色の違うバイオハザードマークを使用する等	適・否	同法施行規則8の13	
		・保管場所は関係者以外立入禁止となっているか。又は保管施設が無い場合は関係者がみだりに立ち入れない場所で保管しているか。	適・否		
	⑤委　託		適・否		
		収集運搬業者（　　　　　　　　　　） 処分業者　　（　　　　　　　　　　） 収集運搬業者（　　　　　　　　　　） 処分業者　　（　　　　　　　　　　） 収集運搬業者（　　　　　　　　　　） 処分業者　　（　　　　　　　　　　） 収集運搬業者（　　　　　　　　　　） 処分業者　　（　　　　　　　　　　）	適・否	同法12の3 同法施行令6の5 同法施行規則8の14、15	許可証の写、委託契約書、マニフェスト確認
		・特別管理産業廃棄物運搬業・処分業の許可を受けているか。	適・否		
		・委託契約書に決められた事項が記載されているか。	適・否		
		・マニュフェストは適正に（A，B2，D，E票セットで）整理保管されているか。	適・否		
5	防災計画		適・否	法20 消防法8	受講修了証確認所轄消防署への届出書等確認
	①防火管理者を定めてあるか。（防火管理者）		適・否	同法施行令3、4	
	②消防計画		適・否	同法施行規則3	
		・緊急時の通報、連絡、初期消火体制及び対応が決められているか。	適・否		
		・患者の避難、誘導、搬送に関することが決められているか。	適・否		
		・夜間の避難、誘導、搬送が決められているか。	適・否		
	③消火設備の整備及び点検 ・消火器、水バケツ、スプリンクラー、消火栓、化学薬品による消火設備が整備点検されているか。		適・否	則16-1-15 則16-1-16	
	④警報設備の整備及び点検 ・警報装置、自動火災報知器、非常ベル、放送設備、ガス漏れ警報器、漏電火災報知器等が整備点検されているか。		適・否	消防法17 同法施行令7-2、3	各種保安点検簿確認
	⑤避難設備の整備及び点検 ・避難はしご、救助袋、誘導灯、すべり台、誘導標識等が整備点検されているか。		適・否	同法施行令7-4	
	⑥防災及び危害防止対策		適・否	法23 則16-1-1	
		・電気設備保守点検 診療用器械器具類は絶縁及びアースの確認、漏電防止対策がとられているか。	適・否		

		・LPガス設備保守点検 　ガス漏れ等の指摘がないか。	適・否		
		・保育器、酸素テント、高圧酸素の定期点検等 　定期点検、使用前点検を行っているか。	適・否		
		・エレベーターの定期点検 　エレベーター、ダムウエーターは点検を行っているか。	適・否		
	⑦避難訓練の実施		適・否	消防法施行令4-3	避難訓練記録、写真、防火日誌等確認
		・消防計画に基づく避難訓練を年2回以上実施しているか。	適・否		
		・1回は夜間訓練を実施するように努めているか。	適・否		
		・消防計画に基づく避難救出体制が確立されているか。	適・否		
		・入院患者及び介添人に対し避難方法、避難経路等を教示しているか。	適・否		
6	放射線管理		適・否		
	①管理区域の設定と標識		適・否	則30の16	現場確認
		・管理区域を設定し、その旨の標識が付されているか。	適・否		
		・管理区域への立入制限措置が講じられているか。	適・否		
	②敷地境界に防護措置が講じられているか。		適・否	則30の17	
	③放射線障害の防止に必要な注意事項の掲示		適・否	則30の13	
		・患者に対する注意事項が目のつきやすい場所に掲示されているか。	適・否		
		・取扱従事者に対する注意事項が掲示されているか。	適・否		
	④放射線装置・器具・機器及び同位元素の使用室・病室の標識		適・否	則30の4～8 則30の12	
		・放射線装置等の使用室にその旨の標識が付されているか。	適・否		
		・診療用放射線照射装置・同位元素等使用室は、常時出入する出入口が1ヶ所となっているか。	適・否		
	⑤使用中の表示		適・否	則30の20-2-1	
		・エックス線装置を使用しているときは、出入口に「使用中」の表示がされているか。	適・否		
		・診療用放射線照射装置等は放射線発生時に自動的に「照射中」の表示がされているか。	適・否		
	⑥取扱者の遵守事項		適・否	則30の20-1-1 則30の20-1-2 則30の20-1-3	
		・診療用放射性同位元素使用室等においては専用の作業衣・履物等を着用し、又、これらを着用したまま室・施設外に出ていないか。	適・否		
		・診療用放射性同位元素使用室等又はその管理区域から汚染された物が持ち出されていないか。	適・否		

項目		判定	根拠	確認方法
⑦従事者の被ばく防止措置		適・否	則30の18	被ばく線量測定記録及び現場確認
	・遮蔽物を用いて放射線の遮蔽を行っているか。	適・否		
	・遠隔操作を用いて装置と人体との間に適当な距離が確保されているか。	適・否		
	・人体への被ばく時間を短くしているか。	適・否		
	・診療用放射性同位元素使用室等の空気中の濃度及び人の触れる物の表面密度が限度内であるか。	適・否		
	・診療用放射性同位元素使用室等で飲食・喫煙が行われていないか。	適・否		
	・放射線測定用具（フイルムバッジ、ポケット線量計等）を用いて外部被ばく線量の測定が行われているか。	適・否		
⑧患者の被ばく防止措置 ・入院患者が所定の線量（診療での被ばくを除く）を超えて被ばくしないような措置が講じられているか。		適・否	則30の19 則30の20-2-2 則30の14	
⑨器具又は同位元素で治療を受けている患者の標識 ・診療用放射線照射器具又は放射性同位元素で治療を受けている患者へ適当な表示を付しているか。		適・否		線量測定記録及び現場確認
⑩使用・貯蔵等の施設設備 ・診療用放射線装置・器具等の使用及び放射性同位元素の使用・貯蔵・運搬・廃棄については、認められた施設設備で行っているか。		適・否	則30の4〜12	
⑪照射器具及び同位元素の管理		適・否	則30の24 則30の25	届出書類の確認及び現場確認
	・照射器具及び同位元素の紛失防止 紛失防止措置がとられているか。	適・否		
	・同位元素の廃止後の措置 診療用放射線同位元素を備えなくなったときは30日以内に届出しているか。	適・否		
⑫障害防止措置 ・エックス線装置、診療用放射線照射装置等に所定の障害防止措置がとられているか。		適・否	則30 則30の2〜3	装置の確認及び従事者から聴取
⑬閉鎖施設の設備・器具		適・否		
	・放射性同位元素装備診療機器使用室、貯蔵施設、廃棄施設等の外部に通じる部分に閉鎖のための設備・器具が設けてあるか。	適・否	則30の7の2、則30の8、則30の8の2、則30の9 則30の11	
	・排液処理槽の上部開口部の周囲に人がみだりに立ち入らないよう柵等の設備が施してあるか。	適・否		
⑭放射性同位元素使用室の設備		適・否		
	・出入口付近に汚染検査に必要な放射線測定器が設置されているか。	適・否	則30の8	
	・汚染除去に必要な機材及び洗浄設備並びに更衣設備が設けられているか。	適・否		

	・準備室の排気設備 フード、グローブボックス等の装置が設けられているときは排気設備に連結されているか。	適・否		
	⑮貯蔵箱の障害防止の方法と管理	適・否	則30の9 則30の10 則30の11	
	・貯蔵容器等の防護 貯蔵容器、運搬容器は所定の障害防止措置（防護）がされているか。	適・否		
	・容器の構造と材質 容器は気密構造又はこぼれにくい構造等となっているか。	適・否		
	・標識の表示 容器には所定の標識が付されているか。	適・否		
	⑯廃棄施設	適・否	則30の11	
	・排液処理槽の構造 排水設備は排液流出の調整装置が設けられているか。	適・否		
	・排気設備の空気拡散防止の設備 放射性同位元素等に汚染された空気の広がりを急速に防止できる装置が設けられているか。	適・否		
	⑰通報連絡網の整備	適・否	則30の25	
	・事故発生に伴う連絡網が整備されているか。	適・否		
	・通報先等記載した通報基準及び通報体制が整備されているか。	適・否		
	⑱移動型エックス線装置の保管 ・移動型エックス線装置に鍵のかかる保管場所又は鍵をかけて移動させられないような措置を講じているか。	適・否	則30の14	
	⑲陽電子断層撮影診療用放射性同位元素を使用できる体制の確保	適・否		
	・放射線障害の防止に関する予防措置を講じているか。	適・否		
	・陽電子断層撮影診療用放射性同位元素を使用できる医師又は歯科医師を配置しているか。	適・否		

Ⅲ-2 安全管理対策自主管理票

　これは貴院の安全管理対策についての自己点検を目的としたチェックシートです。項目によっては、貴施設に適さない内容も含まれている可能性はありますが、貴院で各項目の内容を十分検討され、適切な安全管理対策にお役立て下さい。
　立入検査当日は、当該チェックシートに基づき、当日保健所側で再点検いたしますので、立入検査当日までに施設側で自己点検・自己記入しておいて下さい。（適なら［○］、不適なら［×］、貴院に関係のない項目は斜線を記入して下さい。）
　なお、項目の中で、医療法、薬事法等の法や通知を根拠にしている項目には番号の横に★をつけております。

施設名：

施設側点検者名：　　　　　　　点検病棟：　　　　　　　点検日：　　　年　　月　　日

点検項目	点検結果	点検結果	根拠等
■医療事故防止院内組織体制			
・医療安全管理委員会（医療事故防止委員会）	／	／	
1　★　院内に医療安全管理委員会を設置しているか。			法1、通知1
2　★　医療安全管理委員会の管理及び運営に関する規程が定められているか。			法1、通知1
3　★　医療安全管理委員会は、医師、看護師、薬剤師等各部門の安全管理の責任者から構成されているか。			法1、通知1
4　★　医療安全管理委員会は定期的（月1回程度）に開催されているか。（年　　回開催）			法1、通知1
5　★　重要な検討内容について、患者への対応状況を含め管理者へ報告しているか。			法1、通知1
6　　　医療安全管理委員会の会議録が作成・保存されているか。			
7　★　医療安全管理マニュアル（医療事故防止マニュアル）が作成されているか。			法1、通知1
8　★　マニュアルには、 　ア　安全管理に関する基本的な考え方、 　イ　医療に係る安全管理のための委員会その他医療機関内の組織に関する基本的事項、 　ウ　医療に係る安全管理のための従業者に対する研修に関する基本方針、			法1、通知1

8		エ　医療機関内における事故報告等の医療に係る安全の確保を目的とした改善のための方策に関する基本方針、 オ　医療事故等発生時の対応に関する基本方針、 カ　医療従事者と患者との間の情報の共有に関する基本方針（患者等に対する当該指針の閲覧に関する基本方針を含む。）、 キ　患者からの相談への対応に関する基本方針、 ク　その他医療安全の推進のために必要な基本方針、 等が記載されているか。			
9	★	医療安全管理委員会では医療事故やインシデント事例の分析・評価がおこなわれ、改善計画がたてられているか。			法1、通知1
10	★	改善策の企画立案については、背景要因や根本原因を分析し検討しているか。（例えば、SHELLmodelの活用など）			法1、通知1
11	★	医療安全管理委員会での検討事項、改善計画をマニュアルに反映し、それらを職員全体に定期的に周知徹底しているか。			法1、通知1
12	★	医療安全管理委員会で立案された改善策の実施状況を必要に応じ調査し見直しを行っているか。			法1、通知1
13		新聞等から他施設の医療事故の情報も入手し、事故防止の検討をしているか。			
14	★	医療事故防止のための職員の教育・研修を、計画的に年2回以上開催しているか。（研修では、当該医療機関等の具体的な事例等を取り上げ、職種横断的に行うものであることが望ましい。）			法1、通知1
15	★	研修の実施内容（開催日時、出席者、研修項目等）について記録しているか。			法1、通知1
・リスクマネージャーの配置			/	/	
16		リスクマネージャーを各部門ごとに選任・配置しているか。			
17		リスクマネージャーは専門的教育・訓練を受けているか。あるいは事故防止対策の経験があるか。			
18		リスクマネージャーはインシデント・医療事故事例の報告を当事者から受け、また委員会へ報告しているか。			
・医療事故およびインシデント事例の報告制度			/	/	
19	★	医療事故及びインシデント事例が、速やかに医療安全管理委員に報告されているか。			法1、通知1
20	★	あらかじめ定められた手順や事故収集の範囲等に関する規定に従って事例を収集、分析しているか。			法1、通知1
21		医師、看護師、薬剤師、事務職など全ての職種から報告されているか。			
22		報告すべき医療事故・インシデント事例の内容や書式を定めているか。			

23		些細なことでも報告され、できるだけ多くの事例を収集しているか。（年間インシデント件数　　　　件）			
24		インシデント事例などで当事者の懲罰を前提としない等、報告しやすい環境が構築されているか。			
25		個人のプライバシーが守られるなど報告書の保管方法が考慮されているか。			
・医療事故発生時の対応			／	／	
26		患者の苦情や相談に対応する窓口を設置しているか。			
27		医療事故が起こったときに適切な緊急処置をとる体制が準備されているか。また報告と指示が円滑に行われる連絡体制が組まれているか。			
28	★	重大な問題が発生した場合は、医療安全管理委員会を適宜開催しているか。			法1、通知1
29	★	重大な問題が発生した場合は、速やかに発生の原因を分析し、改善案の立案及び実施並びに従業者への周知を図っているか。			法1、通知1
30		自院で対処できない場合、転送先が確保されているか。			
31		患者・家族への説明は可能な限り早期に、かつ適切にできる体制がとられているか。			
32		医療事故が原因で患者が死亡するなど重大な事態が発生した場合、警察署や保健所、関係行政機関への報告を速やかに、また適切に行う体制がとられているか。			
・特定機能病院及び臨床研修病院のみ法的義務がある項目			／	／	
33	★	医療に係る安全管理を行う専任者（医療安全管理者）を設置しているか。 医療安全管理者は、 ・医師、歯科医師、薬剤師または看護師のうち、いずれかの資格を有している。 ・医療安全に関する必要な知識を有している。 ・医療安全に関する管理を行う部門（安全管理部門）に所属している。 ・医療安全管理委員会の構成員に含まれている。 ・医療安全対策の推進に関する業務にもっぱら従事している。			法2、通知2
34	★	医療に係る安全管理を行う部門（安全管理部門）を設置しているか。 安全管理部門は、 ・医療安全管理者及びその他必要な職員で構成している。 ・医療安全管理委員会で用いられる資料及び議事録の作成並びに保存、その他安全管理委員会の庶務に関する業務を行っている。 ・事故等の事例に関する診療録や看護記録等の記載が、正確か			法2

34		つ十分になされていることの確認を行うとともに、必要な指導を行っている。 ・患者や家族への説明等事故発生時の対応状況について確認を行うと共に、必要な指導を行っている。 ・事故等の原因究明が適切に実施されていることを確認すると共に、必要な指導を行っている。 ・安全にかかわる連絡調整に関する業務を担っている。 ・その他医療安全対策の推進に関することを行っている。		
35	★	院内に「患者相談窓口」及び担当者を設け、患者等からの苦情、相談に応じられる体制を確保しているか。 ・「患者相談窓口」の活動の趣旨、設置場所、担当者及びその責任者、対応時間等について、患者等に明示されている。 ・「患者相談窓口」の活動に関し、相談に対応する職員、相談後の取扱い、相談情報の秘密保護、管理者への報告等に関する規約が整備されている。 ・相談により、患者や家族等が不利益を受けないよう適切な配慮がなされている。		法2

■日常業務における医療事故防止対策

・薬剤の管理、配薬、投与について　／　／

36	★	医薬品の安全使用を確保するための業務を行う責任者(以下、「医薬品安全管理責任者」という。)を設置しているか。 (職種：　　　　　氏名：　　　　　　　) 医薬品安全管理責任者は、医薬品に関する十分な知識を有する常勤職員であり、医師、歯科医師、薬剤師、助産師(助産所の場合に限る。)、看護師又は歯科衛生士(主として歯科医業を行う診療所に限る。)のうちのいずれかの資格を有していること。 医薬品安全管理責任者は、診療所等の管理者など他の役職との兼務も可能であること。ただし、病院においては管理者との兼務は不可とすること。		法1、通知1
37	★	医薬品の取扱いに係る業務の手順を文書化した医薬品の安全使用のための業務に関する手順書(以下、「医薬品の業務手順書」という。)を作成しているか。		法1、通知1
38	★	医療安全管理委員会において協議した上で、医薬品の業務手順書の作成又は変更を行っているか。		法1、通知1
39	★	医薬品の業務手順書には、医療機関の規模や特徴に応じて、次に掲げる事項を含んでいるか。 ①医療機関で用いる医薬品の採用・購入に関する事項 ②医薬品の管理に関する事項(例＝医薬品の保管場所、薬事法などの法令で適切な管理が求められている医薬品(麻薬・向精神薬、覚せい剤原料、毒薬・劇薬、特定生物由来製品等)		法1、通知1

39		の管理方法） ③患者に対する医薬品の投薬指示から調剤に関する事項（例＝患者情報（薬剤の服用歴、入院時に持参してきた薬剤等）の収集、処方せんの記載方法、調剤方法、処方せんや調剤薬の鑑査方法） ④患者に対する与薬や服薬指導に関する事項 ⑤医薬品の安全使用に係る情報の取扱い（収集、提供等）に関する事項 ⑥他施設（医療機関、薬局等）との連携に関する事項		
40	★	医薬品の業務手順書は、作成後も必要に応じて見直しを行っているか。		法1 通知1
41	★	必要に応じて、医薬品の安全使用のための研修を開催しているか。（医薬品の安全使用のための研修は、他の医療安全に係る研修と併せて実施しても差し支えない。） 具体的には次に掲げる事項が考えられる。 ①医薬品の有効性・安全性に関する情報、使用方法に関する事項 ②医薬品の業務手順書に関する事項 ③医薬品による副作用等が発生した場合の対応（施設内での報告、行政機関への報告等）に関する事項		法1、 通知1
42	★	医薬品安全管理責任者は、従業者の業務が手順書に基づき行われているか定期的に確認し、確認内容を記録しているか。		法1、 通知1
43	★	医薬品の安全使用のために必要となる情報を収集し、その他医薬品の安全確保を目的とした改善のための方策を実施しているか。 医薬品安全管理責任者は、医薬品の添付文書の情報のほか、医薬品製造販売業者、行政機関、学術誌等からの情報を広く収集し、管理するとともに、得られた情報のうち必要なものは当該情報に係る医薬品を取り扱う従業者に迅速かつ確実に周知徹底しているか。		法1、 通知1
44	★	毒薬又は劇薬を他の薬剤と区別して保管しているか。		法3
45	★	毒薬は黒地に白枠、白字をもってその品名及び「毒」の文字の記載、劇薬については、白地に赤枠、赤字をもってその品名及び「劇」の文字を記載しているか。		法4
46	★	毒薬は鍵のかかる場所で保管しているか。		法5
47	★	毒薬の受け払い簿を作成し、定期的に数量を確認する等適正に保管管理しているか。		通知3
48	★	麻薬は、麻薬以外の医薬品（覚せい剤を除く。）と区別し、鍵をかけた堅固な設備内に貯蔵しているか。		法6
49	★	向精神薬の保管は、盗難防止の注意が十分払われている場合を除き、鍵をかけた設備内で行われているか。夜間、休日等で保		法7

49		管場所に注意を払う者がいないときは、ロッカーや引き出し、あるいはその部屋の出入口に鍵をかけること。		
50	★	劇物・毒物を保存する場所には、「医薬用外劇物」、「医薬用外毒物」の文字を表示し、他の物と区別して保管しているか。		法8
51	★	劇物・毒物は鍵のかかる専用の保管庫に保管しているか。不要になった劇物・毒物は適切に廃棄処分しているか。		法9
52	★	劇物毒物管理簿を作成し、劇物毒物の使用料や残量を把握しているか。		法9
53	★	薬品庫や調剤室は、適正な温度管理を行っているか。		法10
54	★	引火の恐れのある薬品（アルコール類等）等は不燃物の保管庫に保管するか、火気使用箇所と離して保管されているなど、適正に保管されているか。また、薬品棚の転倒防止策（止め金、ボルトなどによる固定）がとられているか。		法10
55	★	冷蔵庫内で薬品と食品など薬品以外のものが混在していないか。		法10
56		病棟・外来及び救急カート内の常備薬の数量、使用期限および破損の有無等の確認をしているか。		
57	★	処方箋を患者に交付する時は、以下の必要事項を記載しているか。 ①患者の氏名・年齢 ②薬名、分量、用法、用量 ③発行の年月日 ④使用期間 ⑤病院の名称及び所在地 ⑥医師の記名押印又は署名		法11
58	★	麻薬を記載した処方箋を交付する時は、以下の必要事項を記載しているか。（院内調剤の場合は、④⑤⑦は記載する必要はない。） ①患者の氏名、年齢（生年月日でも可） ②麻薬の品名、分量、用法用量 ③麻薬施用者の免許番号、記名押印又は署名 ④患者の住所 ⑤処方箋の使用期間 ⑥処方箋の発行年月日 ⑦麻薬施用者が処方を行った医療機関の名称及び所在地		法12
59	★	調剤済みの処方箋について、調剤済みの旨及び調剤年月日を記載し、調剤した薬剤師の記名押印又は署名を付しているか。かつ、調剤済み処方箋を2年間保管しているか。		法13
60	★	薬剤師は、処方箋中に疑わしい点があるときは、処方した医師に確認した後に調剤しているか。		法14
61	★	投薬に関する事故を防ぐため下記のような工夫を取り入れてい		通知4

61		るか。 ・オーダリングシステムの導入 ・オーダリングシステムによる入力時の処方チェック機能（例えば、投与量チェック、警告など）の採用 ・ダブルバッグ（ツインバッグ）の点滴やプレフィルドシリンジの採用 ・ユニットドーズシステムの利用（薬を1回量一包化して保管し、投薬直前の組み合わせをやめる） ・注射薬を含むすべての薬剤について、薬剤部門からの患者ごと薬剤払い出し			
62		診療録、処方箋、指示簿等はわかりやすい字で必要項目がすべて記載されているか。また誤認されやすい略字やあいまいな表現が使われていないか。			
63		薬剤処方の指示等において、指示者、伝達者、実行者の氏名が明確になっているか。			
64		薬剤アレルギー、処方内容の確認、配合禁忌薬剤のチェックなどが薬剤師等の処方医師以外の第三者によってもなされているか。			
65		配薬時及び注射の準備をするときは、診療録・指示簿及び処方箋等で患者名、薬名、用量、用法等を確認しているか。			
66		バイアル・アンプル入り薬剤の用法（注射剤、経口剤または外用剤）を確認しているか。			
67	★	間違いやすい医薬品について ・「処方点検や調剤時、病棟への供給時に注意を要する医薬品」（日本病院薬剤師会）等を用いて、間違いやすい医薬品の採用状況を把握しているか。 ・間違いやすい医薬品の組合せの双方が採用されている場合には、双方を採用することの必要性を再検討しているか。 ・名称、外観、包装が類似して間違いやすい薬剤を採用している場合は、特に注意を喚起するような方法が取られているか。		通知5	
68	★	特に、抗がん剤の使用に際しては、各医療機関において抗がん剤を処方する場合の条件を明確にするなど処方ミスを防ぐための方策（レジメン；投与薬剤の種類・投与量・投与日時などの指示がまとめられた計画書による処方の活用など）を講じることや、薬剤部において抗がん剤の種類、投与量等の二重確認を可能な限り行うことなど、抗がん剤を安全に使用するための体制を確立するとともに、それが有効に機能しているかどうか確認しているか。また、抗がん剤等は薬剤部門等の環境が整備された場所で準備を行っているか。		通知5	
69		配薬や注射をする時は、フルネームで呼びかけるなどして本人であることを確認しているか。また、薬と患者の確認は複数回適切な方法で行われているか。			

70		血管系とそれ以外のライン（経管栄養チューブ等）は、注入口の内径が異なるものを使用するなどして、誤接続を防ぐ対策がとられているか。			
71		点滴ラインが何本かある場合は、1本1本確認し適切なラインに注入しているか。			
72		厳密な注入速度の設定が必要な点滴については、輸液ポンプ、シリンジポンプを使うなどして適切な注入速度の設定を行っているか。			
・医療機器の扱い			/	/	
73	★	医療機器の保守点検等、安全使用の確保に関する業務を行う責任者（以下、「医療機器安全管理責任者」という。）を配置しているか。 （職種：　　　　　　　　氏名：　　　　　　　　　　　） 医療機器安全管理責任者は、医療機器に関する十分な知識を有する常勤職員であり、医師、歯科医師、薬剤師、助産師（助産所の場合に限る。）、看護師、歯科衛生士（主として歯科医業を行う診療所に限る。）、診療放射線技師、臨床検査技師又は臨床工学技士のいずれかの資格を有していること。			法1、通知1
74	★	従業者に対する医療機器の安全使用のための研修を実施しているか。 研修の内容として具体的には次に掲げる事項が考えられるものであり、必要に応じて開催すること。 なお、本研修は、他の医療安全に係る研修と併せて実施しても差し支えない。 ①医療機器の有効性・安全性に関する情報提供 ②医療機器の適切な使用（操作）方法に関する技術研修 ③医療機器の適切な保守点検の方法 ④医療機器の使用により生じた不具合への対応方法 ⑤医療機器の使用に関して特に法令上遵守すべき事項に関する情報提供 ただし、医療機器の研修の実施に関しては以下の事項に留意すること。 Ⅰ．医療機器導入時研修 　当該医療機関にて以前に使用した経験のない、新しい医療機器を導入する際には当該医療機器を使用する予定の者に対する研修を行い、研修記録をつけるものとする。 Ⅱ．定期研修 　特定機能病院においては特に保守管理が必要と思われる医療機器に関しての研修を定期的に行うと共に研修記録をつけるものとする。			法1、通知1
75	★	医療機器安全管理責任者は、医療安全管理委員会との連携のもと、次に掲げる業務を行っているか。			法1、通知1

75		①従業者に対する医療機器の安全使用のための研修の実施 ②医療機器の保守点検に関する計画の策定及び保守点検の適切な実施 ③医療機器の安全使用のために必要となる情報の収集その他の医療機器の安全使用を目的とした改善のための方策の実施			
76	★	医療機器の保守点検に関する計画の策定及び保守点検を適切に実施しているか。 実施については、次の要件を満たすものとする。 ①保守点検の方法に関する情報収集 　保守点検の方法に関しては、薬事法の規程に基づき添付文書に記載されている保守点検に関する事項を参考にすること。なお、添付文書にて不明な点については、当該医療機器の製造販売業者に対して情報提供を求めることが望ましいものとする。 ②医療機器の使用状況等の把握 　医療機器の購入時期、使用状況、保守点検の実施状況、修理状況等について医療機器の特性を踏まえつつ把握することが望ましい。また、把握した結果に基づき、医療安全の観点から、安全面に十分配慮した医療機器の採用に関する助言を行うこと。 ③保守管理計画の策定および保守点検記録の保存 　特に保守管理が必要と思われる医療機器に関しては保守管理の方法、医療機器の使用状況や修理状況等から医療機器の保守管理状況の評価を行い、これを踏まえて、医療機器の特性に応じた機種別の点検計画や入れ替え時期等に関する計画を策定すること。また、個別の医療機器に関する納入時期、保守管理及び修理の状況を記録し保存すること。 　上記の医療機器以外の医療機器に関しては、必要に応じて保守管理計画を策定し、保守点検記録をつけるものとする。 ④保守点検の外部委託 　医療機器（特定保守管理医療機器）の保守点検を外部に委託する際には、医療法第15条の2に規定する基準を参考に実施することが望ましいものであること。			法1、 通知1
77	★	医療機器の安全使用のために必要となる情報を収集し、その他医療機器の安全確保を目的とした改善のための方策を実施しているか。 方策の実施については、次の要件を満たすものとする。 ①医療機器保守管理責任者は医療機器の添付文書及び取り扱い説明書の管理を行うとともに、医療機器の不具合情報や安全情報等の把握及び管理を一元的に行うこと。 ②医療機器保守管理者責任者は医療機器の不具合情報や安全情報等、必要な情報を製造販売業者等医療機関外部より一元的に収集する為の担当者（以下、「医療機器情報担当者」という。）を定め、得られた情報が当該医療機器に携わる従事者及び医療機器保守管理責任者に対して適切に情報提供がなさ			法1、 通知1

77		れる体制を常に確保すること。 なお、医療機器情報担当者は施設内の業務分担として適切と判断される場合には他の役職との兼務も可とする。 ③医療機器保守管理責任者は、管理している医療機器による不具合や健康被害等に関する情報収集に努めるとともに、当該医療機関の管理責任者への報告等を行うこと。			
78		医療機器を扱うスタッフは、事前に説明書を読み、取り扱い方を十分習得しているか。また、説明書を所定の場所に置き、いつでも確認できる状態にしているか。			
79		医療機器を扱う時は、指示どおりの設定になっているか。また、設定どおり正しく作動しているか必ず確認しているか。			
80		医療機器にトラブルがあった際、すぐに検知して医療スタッフが駆けつけ適切な対策が取れるようになっているか。			
81	★	単回使用の医療用具・製品かどうか医療用具添付文書で確認しているか。単回使用医療用具を再使用していないか。			通知6
・手術			/	/	
82		手術などで患者の搬送に際して患者識別バンドの着用や患者の体にマジックで氏名を記載するなど患者を誤認しないための対策をとっているか。			
83		手術室の申し送り時の患者確認・手術部位の確認は、主治医・麻酔医・看護師が共に行っているか。			
84		手術前と創部縫合前に、針・器機・ガーゼのカウントを行っているか。			
・健康診断			/	/	
85	★	1年以内ごとに、以下の項目について、健康診断が実施されているか。 ・既往歴及び業務歴 ・自覚症状及び他覚症状 ・胸部エックス線検査及び喀痰検査 ・身長、体重、腹囲、視力及び聴力 ・血圧及び尿検査 ・貧血検査、肝機能検査（GOT、GPT、γ-GTP）、血中脂質検査（LDLコレステロール、中性脂肪、HDLコレステロール）、血糖検査 ・心電図検査 　（貧血・肝機能・血中脂質・血糖・心電図検査は35歳を除く40歳未満は省略可。）			法15
86	★	常時深夜業に従事する者については、年2回健康診断を実施しているか。（胸部レントゲンは年1回でも可。）			法16
87		非常勤職員の医師、放射線技師等の健康診断については、自院			

87		で実施するか、あるいは他の勤務先で実施した結果の写しを取り寄せるなどして、非常勤職員の健康管理を実施しているか。			
88	★	給食従事職員は、毎月1回以上定期的な健康診断（検便）を行っているか。			法17
89	★	放射線関係職員について、法令（電離放射線障害防止規則）に基づく健康診断を6ヶ月毎に（雇入れ又は当該業務に配置替えの際も）実施しているか。 　ア　被ばく歴の有無の調査 　イ　白血球数及び白血球百分率の検査 　ウ　赤血球数の検査及び血色素量又はヘマトクリット値の検査 　エ　白内障に関する眼の検査 　オ　皮膚の検査			法16
90	★	定期健康診断の結果、異常等が発見された職員に対し、必要な措置がとられているか。			法18
・その他			/	/	
91		各種医療行為について、可能なものは作業手順を統一化し、医療従事者に徹底を図っているか。			
92		患者の状態によって適切な転倒・転落による骨折防止の対策が取られているか。（離床センサー、ヒッププロテクターの使用など）			
93		病室、廊下、トイレなどは事故の起こりにくいバリアフリーの構造になっているか。			
94		廊下に、患者の通行の妨げとなるような車椅子、ストレッチャー等不必要な物を常置していないか。			
95		患者の容態変化を観察しやすい構造、また看護体制が組まれているか。			
96		患者の副食や嗜好品を保存するために病棟談話室等に設置してある冷蔵庫については、安全衛生面での十分な注意をしているか。			
97	★	ネームタグを使うなどして、新生児の識別を確実にする方法をとっているか。			通知7
■輸血療法の安全対策					資料1
・管理体制			/	/	
98		病院管理者及び輸血療法に携わる各職種から構成される輸血療法委員会が設置されているか。			
99		輸血療法委員会では、以下の事項について検討し、その結果を記録しているか。 　（輸血療法の適応、輸血製剤の選択、輸血用血液の検査項目・検査術式の選択と精度管理、輸血実施時の手続き、血液の使用			

99	状況調査、輸血療法に伴う事故・副作用・合併症の把握方法と対策、輸血関連情報の伝達方法や院内採血の基準や自己血輸血の実施方法等)			
100	輸血業務全般について実務上の監督及び責任を持つ医師(責任医師)を任命しているか。			
・輸血用血液の保存		/	/	
101	輸血用血液は、輸血部門などで一括して集中的に管理しているか。			
102	輸血用血液は最も適した条件で保存しているか。 (赤血球成分、全血及び新鮮液状血漿は4～6℃、新鮮凍結血漿は－20℃以下)			
103	自記温度記録計と警報装置の付いた輸血用血液専用の保冷庫で保存しているか。			
104	保冷庫の温度管理や保守点検を定期的に行っているか。			
105	病棟では、輸血用血液の保管は行わず、できるだけ早く輸血用血液を使用するようにしているか。			
・実施体制		/	/	
106	患者・家族に、輸血療法の必要性やリスク等について十分説明し、同意を得ているか。同意を得たときは、同意書を作成し診療録に添付しているか。			
107	輸血用血液の受け渡し時、輸血準備時及び輸血実施時に、交差適合試験票、輸血用血液バッグ及び添付伝票と照合しながら以下の事項を確認しているか。 (患者名、血液型、血液製造番号、有効期限、交差適合試験の結果)			
108	確認する場合は、2人で読み合わせをして確認しているか。			
109	輸血する医師や看護師は、輸血実施前に、輸血用血液の溶血や凝血塊の有無、バッグの破損の有無などを肉眼で確認しているか。			
110	輸血の準備及び実施は、原則として、一回に一患者ごと実施しているか。			
111	輸血実施時には、患者本人であることを確認しているか。同姓同名の患者がいるときは、名前だけでなくIDや年齢による確認も行っているか。			
112	輸血開始後5分間、輸血開始後15分程度経過した時点、およびその後も適宜患者の観察を行っているか。			
113	輸血終了後にも再度患者名、血液型及び血液製造番号を確認しているか。			

114	★	輸血用血液及び血漿分画製剤を使用したときは、血液製剤管理簿を作成し、20年間保存しているか。			通知8
115	★	血液製剤管理簿には、以下の事項を記載しているか。 血液製剤の名称及び製造番号又は製造記号、使用した年月日、患者の氏名、住所（住所の代わりにID番号でも良い）			通知8
■医療ガスの管理			／	／	
116	★	医療ガス安全・管理委員会を設置しているか。			通知9
117		医療ガス安全・管理委員会の要綱及びメンバー表が作成されているか。			
118	★	医療ガス安全管理委員会の会議には医師も必ず参加しているか。 （麻酔科医がいる病院では、麻酔科医が参加しているか）			通知9
119	★	委員会は、医療ガスの安全点検に関わる業務の監督責任者及び実施責任者を定め、名簿を作成しているか。			通知9
120		医療ガス安全・管理委員会が年1回以上定期的に開催され、会議録が作成されているか。			
121	★	医療ガス供給設備の保守点検業務について、認定事業者と委託契約を取り交わしている場合、契約書、業務案内書及び標準作業書等を保管しているか。			法19
122	★	医療ガスの保守点検指針に基づく供給設備の定期保守点検及び日常点検が実施されているか。また、点検結果簿を作成しているか。			通知9
■防火・防災体制			／	／	
123	★	資格を有している防火管理者を選任しているか。			法20
124	★	消防計画を作成し、必要事項を定めているか。 （目的、予防管理組織、防火管理者の業務、火元責任者の業務、防火教育、訓練の実施、避難誘導・搬送に関する事項、自衛消防隊の設置等）			法20
125		各部署に火元責任者を定め、火元責任者一覧表を作成しているか。			
126	★	消防用施設・設備の整備及びその点検を実施しているか。また、下記の帳簿等で確認できるか。 ①消火設備保守点検簿：消化器、水バケツ、消火栓、スプリンクラー等 ②警報設備保守点検簿：自動火災報知器、ハンドマイク、放送設備等 ③避難設備保守点検簿：避難はしご、滑り台救助袋、誘導灯等			法20
127		電気設備の保守点検を実施し、点検簿を作成しているか。			
128	★	診療の用に供する電気、光線、熱、蒸気、ガスに関する構造設			法21・22

128		備について危害防止上必要な方法を講じているか。 ①電気を使用する診療用機械器具については、絶縁及びアースについて安全な措置が講じられているか。 ②光線を治療に使用する機械器具については、眼球その他に障害を与えないように配慮されているか。 ③熱を使用する機械器具については、過熱することのないよう断熱材等が適当に使用されているか。 ④保育器、酸素テント、高圧酸素室等について定期点検及び使用前点検を行っているか。 ⑤年1回以上漏電防止のための措置が講じられているか。		
129	★	地元消防署と連携を密にし、年2回は消防計画に基づく避難訓練を実施しているか。また、うち1回については夜間を想定して実施しているか。		法20、通知10
130	★	新生児が入院している施設では、火災等緊急時における新生児の避難体制があらかじめ定められているか。		通知10
131	★	火災等緊急時における重症患者、老人患者等の避難救出体制が定められているか。		通知10
132		避難経路上に避難の妨げになるような不必要な物品が置かれていないか。特に、非常口の前に物品等を置いていないか。		
133		自家発電機を保有している医療機関は、自家発電設備の保守・点検を実施し記録しているか。		

＊チェック項目の関係法・通知および参考にした資料
【 法 】
法1：医療法第6条の10及び同法施行規則第1条の11
法2：医療法施行規則第9条の23、医師法第16条の2
法3：薬事法48条第1項
法4：薬事法44条第1項及び第2項
法5：薬事法48条第2項
法6：麻薬及び向精神薬取締法34条
法7：麻薬及び向精神薬取締法第50条の21
法8：毒物及び劇物取締法第12条
法9：毒物及び劇物取締法第11条第1項
法10：医療法施行規則第14条
法11：医師法施行規則第21条
法12：麻薬及び向精神薬取締法27条第6項及び同法施行規則第9条の3
法13：薬剤師法26条
法14：薬剤師法24条
法15：労働安全衛生規則第44条
法16：労働安全衛生規則第45条
法17：労働安全衛生規則第47条
法18：労働安全衛生法第66条の5
法19：医療法第15条の2
法20：消防法第8条
法21：医療法第20条
法22：医療法施行規則第16条1項
【通知】
通知1：【平成19年3月30日】良質な医療を提供する体制の確立を図るための医療法等の一部を改正する法律の一部の施行について（医政発第0330010号）
通知2：【平成15年6月12日】医師法第16条の2第1項に規定する臨床研修に関する省令の施行について（医政発第0612004号）
通知3：【平成13年4月23日】毒薬等の適正な保管管理等の徹底について（医薬発第418号）
通知4：【平成16年6月2日】医療機関における医療事故防止対策の強化・徹底について（医政発第0602012号・薬食発0602007号）
通知5：【平成15年11月27日】医療機関における医療事故防止対策の強化について（医政発第1127004号・薬食発1127001号）
通知6：【平成16年2月9日】単回使用医療用具に関する取り扱いについて（医政発第0209003号）
通知7：【昭和42年8月7日】医療施設における新生児の取り扱いについて（医発第980号）
通知8：【平成15年5月15日】特定生物由来製品に係る使用の対象者への説明並びに特定生物由来製品に関する記録及び保存について（医薬発第0515012号）
通知9：【昭和63年7月15日】診療の用に供するガス設備の保安管理について（健政発第410号）
通知10：【昭和63年2月6日】医療施設における防火・防災対策要綱の制定について（健政発第56号）
【資料】
資料1：血液製剤保管管理マニュアル（血液製剤保管管理マニュアル作成小委員会報告（平成5年9月16日））

関連法規
- 医療法、医療法施行規則、薬事法、麻薬及び向精神薬取締法、毒物及び劇物取締法、労働安全衛生規則、消防法、電気事業法

その他関連通知
- 【平成11年6月10日】血液製剤の使用指針及び輸血療法の実施に関する指針（医薬発第715号）
- 【平成12年9月29日】医療施設における医療事故防止対策の強化について（健政発第1129号・医薬発第989号）

その他参考資料
- リスクマネージメントマニュアル作成指針（リスクマネージメントスタンダードマニュアル作成委員会）（http://www1.mhlw.go.jp/topics/sisin/tp1102-1_12.html）

参考図書
- 医療におけるヒューマンエラー なぜ間違える どう防ぐ（河野 龍太郎 著；医学書院）
- 医療安全のエビデンス―患者を守る実践方策（今中 雄一 翻訳：医学書院（2005／04））

Ⅲ-3　院内感染対策自主管理票

　これは貴院の院内感染対策についての自己点検を目的としたチェックシートです。項目によっては、貴施設に適さない内容も含まれている可能性がありますが、貴院で各項目の内容を十分検討され、適切な院内感染対策にお役立て下さい。

　立入検査当日は、当該チェックシートに基づき、当日保健所側で再点検いたしますので、立入検査当日までに施設側で自己点検・自己記入しておいて下さい。（適なら［○］、不適なら［×］、貴院に関係のない項目は斜線を記入して下さい。）

　なお、項目の中で、医療法、薬事法等の法や通知を根拠にしている項目には番号の横に★をつけております。

施設名：_____

施設側点検者名：_____　　点検病棟：_____　　点検日：　　年　　月　　日

		点　検　項　目	点検結果	点検結果	根拠等
		■院内感染対策委員会について	／	／	
1	★	院内感染対策委員会を設置しているか。			法1、通知1
2	★	院内感染対策委員会の管理及び運営に関する規程が定められているか。			法1、通知1
3	★	院内感染対策のための指針（ガイドライン）は作成されているか。			法1、通知1
4	★	指針（ガイドライン）には、以下のことが記載されているか。 ①院内感染対策に関する基本的考え方 ②院内感染対策のための委員会（委員会を設ける場合を対象とする。）その他の当該病院等の組織に関する基本事項 ③院内感染対策のための従事者に対する研修に関する基本方針 ④感染症の発生状況の報告に関する基本方針 ⑤院内感染発生時の対応に関する基本方針 ⑥患者に対する当該指針の閲覧に関する基本方針 ⑦その他院内感染対策の推進のために必要な基本方針			法1、通知1
5	★	院内感染対策委員会は、病院長又は診療所長、看護部長、薬剤部門の責任者、検査部門の責任者、事務部門の責任者、感染症対策に関し相当の経験を有する医師等により職種横断的に構成されているか。			法1、通知1
6	★	院内感染対策委員会を月1回程度、定期的に開催しているか。 （年　　　回開催）			法1、通知1

7		院内感染対策委員会の会議録が作成・保存されているか。			
8	★	重大な問題が発生した場合は、院内感染対策委員会を適宜開催しているか。			法1、通知1
9	★	重要な検討内容について、院内感染発生時及び発生が疑われる際の患者への対応状況を含め管理者へ報告しているか。			法1、通知1
10	★	院内感染が発生した場合は、速やかに発生の原因を分析し、改善策の案及び実施並びに従事者への周知を図っているか。			法1、通知1
11	★	院内感染対策委員会で立案された改善策の実施状況を必要に応じて調査し、見直しを行っているか。			法1、通知1
12		各病棟の微生物学的検査にかかる状況を記した「感染情報レポート」を週1回程度作成し、委員会で、院内のMRSA、結核、血流感染等の感染症患者の動向を分析しているか。（細菌別、月別に細菌検出数の推移をグラフで表すなど工夫をすることが望ましい）			
13	★	重大な院内感染等が発生し、院内のみでの対応が困難な事態が発生した場合、又は発生したことが疑われる場合には、地域の専門家等に相談する体制が確保されているか。			法1、通知1
	★	一例目の発見から4週間以内に、同一病棟において新規に同一菌種による感染症の発病症例（菌種によっては保菌者を含む：バンコマイシン耐性黄色ブドウ球菌（VRSA）、多剤耐性緑膿菌（MDRP）、バンコマイシン耐性腸球菌（VRE）、多剤耐性アシネトバクター・バウマニ（Acinetobacter baumannii））が3例以上特定された場合アウトブレイクを疑って、対策を講じることが望ましい。			資料5
14		重症患者について、喀痰・血液・尿検査等を定期的に行い、委員会に報告するシステムになっているか。			
15	★	薬剤師は、抗生剤の使用状況等を委員会に報告するシステムになっているか。			通知3、資料2
16	★	委員会、又は感染防御チーム（ICT）は、特定抗菌薬（広域スペクトルを有する抗菌薬、抗MRSA薬など）の使用に際しては許可制もしくは届出制をとり、抗菌薬の適正使用を監視しているか。			資料1
17		委員会で、MRSA・結核に限らず自院でおこりうる様々な感染症について議論しているか。			
18	★	従業者に対して、院内感染対策に関する教育・研修会が年2回程度定期的かつ計画的に行われているか。			法1、通知1
19	★	院内感染症対策に関する研修の実施内容を記録しているか。（開催、又は受講日時、出席者、研修項目）			法1、通知1
20		院内感染防止マニュアルを作成し、従業者に周知徹底している			

20		か。(例えば、マニュアルがすべての部署に配布されているか。)			
21	★	院内感染防止マニュアルに、標準予防策と接触感染・飛沫感染・空気感染などの感染様式ごとに対応する対策、および医療廃棄物取扱規程が含まれているか。			資料1
22	★	委員会、又は感染防御チーム（ICT）は病棟を巡回し、指針（ガイドライン）に添って対策がなされているか管理・確認しているか。病床規模の大きい医療機関（目安として病床が300床以上）における定期的なラウンドは、可能な限り1週間に1度以上の頻度で感染制御に携わる医師、看護師、検査技師、薬剤師のうち少なくとも2名以上の参加の上で行うことが望ましい。			通知3、資料2、資料5
23		雑誌やインターネット等から院内感染管理に関する情報を収集しているか。			

■標準予防策（全患者共通）

・手洗いについて　　／　／

24	★	適切な手洗い法を職員に周知徹底しているか。また、実際に手洗いを観察しあって、適切な手洗いができているか確認しているか。			資料1
25	★	一処置一手洗い、もしくは手指用速乾性アルコール消毒器の使用を徹底しているか。			資料1
26	★	血液・体液・排出物など感染のおそれがあるものに接触したら必ず手洗いをしているか。			通知3、資料2
27	★	同一患者でも、感染性のものに接触したら、処置の度に手洗いをしているか。			資料1
28		処置室、重症病室など感染の機会が想定される部屋には手洗いできる設備があるか。			
29	★	手の爪は短く切っているか。指輪・腕時計をはずし手首まで手洗いを行っているか。			資料3
30	★	手洗い時は、液体石鹸を使用しているか。（①液体石鹸の継ぎ足し使用はしていないか、②固形石鹸を使用する場合は、乾燥させるなど細菌が増殖しないように厳重に管理しているか）			資料3
31	★	手洗い時、蛇口の栓を手のひらでなく、肘や手首で開閉するようにしているか。そのために、水道蛇口の栓はレバー式や自動感知式などになっているか。			資料1
32	★	タオルの共用を避けるよう、ペーパータオル等を使用しているか。ペーパータオルは、汚染がなく適切に使用できるような設置状況か。（ホルダーの使用など）			資料3
33	★	速乾性すり込み式手指消毒剤を各部屋に準備しているか。			資料1

34	★	速乾性すり込み式手指消毒剤を使用する前に、 ①有機物で手が汚染されていないか。 ②手が十分乾燥しているか。 を確認して適切に使用しているか。			資料3
35	★	手指消毒剤には、その使用開始日を明記し、適切な管理を行っているか。			資料6
36	★	業務中は、自分の顔や髪の毛をさわらないようにしているか。			資料3
・手袋について			/	/	
37	★	血液、体液、排泄物等の感染のおそれがあるものに触れるときは、その度に手袋を着用・交換しているか。			資料1
38	★	無菌操作時(広い開口創の処置、カテーテル等の取扱い時、透析の穿針時等)は滅菌手袋を着用しているか。			資料1
39	★	手袋をはずした後は必ず手洗いをしているか。			資料1
・ガウン・マスク等について			/	/	
40		血液・体液・排出物など感染のおそれがあるものに触れるとき、またそれらの飛沫が予想される場合は、撥水性のガウンやエプロンを着用しているか。			資料1
41		白衣は適宜交換し、清潔に保つよう心がけているか。			資料3
42		血液・体液・排出物など感染のおそれがあるものの飛散で目・鼻・口等の汚染が予測される時は、マスク(必要に応じてゴーグル・フェイスシールド)をしているか。			資料1
43		スタッフは、咳の出るときはマスクを着用しているか。			
・器具等の扱いについて			/	/	
44		医療器具は、患者毎に滅菌したものか使い捨て製品を使用しているか。			
45		輸液セット、注射器及び滅菌器具等は、清潔な場所で保管しているか。(扉付きの保管庫に収納することが望ましい)			
46		中央材料室では、回収器材と滅菌器材の保管場所が明らかに区別されているか。			
47		定期的に滅菌期限を確認するなど、医療器具が清潔であることを確認できるシステムをとっているか。(特に救急カート内の器具)			
48		使用後の器具は、周囲を汚染しないように処理、廃棄しているか。			
49		酒精綿は大量に作り置きせず、毎日必要な分だけ作っているか。			
50		酒精綿は、消毒用アルコールが十分含まれていることを確認して使用しているか。			

51		点滴の調整は、清潔管理された点滴調整台で無菌操作に注意しているか。		
52		アンプルカット前のアンプル、バイアルのゴム栓部分は、酒精綿等で十分消毒しているか。		
53		点滴・注射液は調製後、直ちに使用しているか。		
54	★	作り置きしたヘパリン生理食塩水によるヘパリンロックは行っていないか。やむを得医師の指示によりヘパリンロックが必要な場合は、ヘパリン生食の注射器充填済みキット製品等を使用しているか。（あるいは、各患者専用かつ最小容量のボトルを使用し、その都度ヘパリン生食を調整して使用しているか。）		資料1
55	★	・三方活栓は手術室やICU以外では、極力使用しないようにしているか。 ・三方活栓から側注する場合の活栓口の消毒には、消毒用エタノールで厳重に消毒しているか。		資料1
56	★	栄養療法が必要な場合は可能な限り経腸栄養を用いているか。（静脈栄養は経腸栄養または経口摂取が不可能または不十分な場合に用いる。）		資料1
57	★	中心静脈カテーテル等の管理・交換は適切に行っているか。 ・滅菌されたガーゼ型ドレッシングまたはフィルム型ドレッシングを使用しているか。 ・カテーテルの交換は定期的に行うのではなく、感染症状など抜去の必要性がある場合に交換しているか。		資料1
58	★	膀胱留置カテーテルについて ・膀胱留置カテーテルは清潔器具を用いて無菌的操作で挿入しているか。 ・膀胱留置カテーテル挿入前に陰部洗浄を行っているか。 ・銀合金で被覆した膀胱留置カテーテルを使用しているか。 ・閉鎖式採尿システム（膀胱留置カテーテルと採尿バッグが一体化したもの）を使用しているか。 ・治療上必要な場合以外は膀胱洗浄は避けているか。		資料1
59	★	カテーテル等の管理・交換は適切に行っているか。 ・尿路留置カテーテルに関しては、膀胱洗浄やカテーテル交換は定期的ではなく、閉塞などの所見が見られた場合に実施しているか。		資料1
60	★	静脈炎のリスクを減らすため、末梢静脈留置針は、原則として96時間以内で交換しているか。		資料1
61		吸引をする場合は、手袋を装着するかセッシを使用しているか。		
62	★	吸引チューブは、単回使用（使い捨て）としているか。		資料1
63		超音波ネブライザーは、一患者使用ごとにマウスピース、蛇管、接続部品等を洗浄、消毒、乾燥しているか。		

	・リネン等について		✓	✓	
64	★	汚染した（感染のおそれがある）衣類・リネンは、ほこりが立たないように注意深く、ランドリーバッグ・ビニール袋などに現場で入れ、他の患者や周囲環境を汚染しないように搬送・処理しているか。			資料3
65	★	汚染した（感染のおそれがある）衣類・リネンは、熱水（80℃・10分）で洗濯するか、または消毒液（次亜塩素酸ナトリウム等）で消毒しているか。			資料3
66		清潔リネンはリネン庫に保管しているか。 リネン庫に、清潔リネン以外のものを保管していないか。			
67		ベッド、マットレス等の寝具類は清潔に保たれているか。			
	・隔離が必要な場合の対応		✓	✓	
68		病原体の特性を考慮して、個室隔離、集団隔離等の対策をとっているか。			
69		感染症患者およびその家族には感染対策の実施に際して、当該感染症についての説明、および手洗い、手袋・ガウン・マスク等の使用について説明と同意がなされているか。			
70		感染症患者は、術後患者・重症患者など感染症発症のハイリスク患者との接触をできるだけ避けるようにしているか。			
71		感染症患者と乳幼児との面会（濃厚接触）を必要に応じて制限しているか。			
72		個人のプライバシー保護に留意した上で、スタッフからみて感染症患者であることを認識できるよう、カーデックス・患者表示板等に工夫がなされているか。			
73		感染症患者の移送は極力制限しているか。			
	・感染性廃棄物について		✓	✓	
74	★	特別管理産業廃棄物（感染性廃棄物）、非感染性産業廃棄物、一般廃棄物を適切に分別しているか。			法2、通知2
75	★	廃棄物容器に、それぞれ「感染性廃棄物」、「非感染性産業廃棄物」、「一般廃棄物」が区別できるよう明示しているか。			法2、通知2
76		患者に出したインシュリン自己注射器、腹膜透析器具等の感染性廃棄物は病院で回収し、処理されているか。			
77	★	感染性廃棄物を以下のように分別し、感染性廃棄物である旨及び取り扱い時の注意事項が表示されているか。 ①液状のもの（多量の血液など）：液漏れしない容器：赤色のハザードマーク ②固形のもの（血液付着のガーゼ等）：破れない容器：橙色のハザードマーク			法2、通知2

77		③鋭利なもの（針や鋭い刃物等）：耐貫通性の容器：黄色のハザードマーク			
78	★	廃棄物等の取扱いについての認識を統一し、医療従事者全員に周知徹底しているか。			法2、通知2
79	★	感染性廃棄物は関係者以外が立ち入れない範囲に保管しているか。			法2、通知2
80	★	感染性廃棄物の容器については、感染性廃棄物の飛散や他の廃棄物の誤投入を防止するためにも、蓋を閉めているか。			法2、通知2
81	★	委託した感染性廃棄物が適切に収集、運搬及び処理されたことを特別管理産業廃棄物管理票（B2、D、E票の写し）により確認し、5年間保管しているか。送付されていない分については確認しているか。			法2、通知2
82		B2、D、E票の写しが返送された時点で、産業廃棄物管理票（マニフェスト）A票の照合確認欄に日付を記載しているか。			
・患者指導			/	/	
83		患者に正しい手洗いの方法を指導し、手洗いの励行を勧めているか。（必要な場合はうがい）			
84		患者に洗面所やトイレ等では個人用タオルやペーパータオル等を用い、布タオルの共用を避けるよう指導しているか。			
85		咳の出ている患者にはマスクを着用してもらっているか。			
86		患者の電気剃刀、歯ブラシ、タオルは各自専用とし、適切に保管しているか。			
87		患者等に、止血綿など血液で汚染された物品は放置せず、所定の感染性廃棄物入れに廃棄するよう指導しているか。あるいは、看護師が詰所に持ち帰るなどして適切に処理しているか。			
88		患者にはインフルエンザ等に対するワクチン接種の機会が提供されているか。			
・その他			/	/	
89		針や鋭い刃物等の移動については、動線を短くしているか。			
90	★	清潔シンクと不潔シンクを区別するなど、シンク周辺で清潔と不潔の交差がないか。（流しなどの水場の排水口および湿潤部位などは必ず汚染しているものと考え、水の跳ね返りによる汚染に留意する。）			資料1、資料6
91		ベッド・器具などの配置・整頓を適切にし、空間的余裕を確保しているか。			
92	★	床に近い棚（床から30cm以内）に、清潔な器材を保管していないか。			資料6
93	★	病室の床はモップ等で毎日清掃（湿式清掃）を行っているか。			資料1

94	★	使用後のモップはよく洗浄し、十分乾燥して使用しているか。			資料1
95	★	便所（便器）が清潔に維持されているか。			資料1
96		ホルマリンは、発がん性や生体毒性を考慮し、環境消毒には使用していないか。			
97		抗生剤を使用する際は、培養検査を実施し薬剤感受性パターンを把握しているか。			
98	★	術前の患者準備で、硬毛が邪魔になる場合以外は除毛していないか。除毛する場合もクリッパー（電気カミソリ）等を使用し、カミソリによる剃毛は行っていないか。			通知3、資料2
99	★	冷却塔の使用開始時及び使用期間中は一月以内ごとに一回、定期的に冷却塔及び冷却水の汚れの状況を点検し、必要に応じて、冷却塔の清掃及び換水等を実施するとともに、一年に一回以上、清掃及び完全換水を実施しているか。			通知4
100	★	循環式浴槽の場合でも、浴槽水は、毎日、完全に換えることが原則であり、これにより難い場合にあっても、浴槽水の汚染状況を勘案して最低でも一週間に一回以上完全に換えているか。また残留塩素は、0.2～0.4ppmに保持されているか。（使用ごとに残留塩素濃度を測定する）			通知4

■空気感染（飛沫核感染）予防策

結核菌・麻疹ウイルス・ヘルペスウイルス等

101	★	外来受診者のうち、咳などの自覚症状から結核等が疑われる患者については、患者の申し出および担当看護師等の判断により、その患者を一般の待合い区域から感染対策のなされた特定の区域に隔離しているか。			資料1
102		咳や痰が2週間以上続く患者については、胸部X線検査や喀痰検査をするなどして、結核の早期発見に努めているか。			
103	★	結核症およびそれが疑われる患者を確認した場合、医師は、ただちに最寄りの保健所長に届け出ているか。			資料1
104		排菌している（または疑われる）結核患者は、最低限、個室で対応しているか。			
105	★	結核患者を収容した部屋では、1時間に12回以上の換気を行っているか。			資料1
106	★	結核患者を収容した部屋では、独立した空調またはヘパ（HEPA）フィルター等を使用しているか。			資料1
107	★	（結核患者等で）排菌している者のみならず、その恐れがある者と接する場合にも、スタッフはN95マスクを使用しているか。			資料1
108	★	空気感染のおそれのある患者移送は極力制限し、必要に応じて患者にサージカルマスクなど適切なマスクを着用させているか。			資料1

■飛沫感染予防策　　　／　／

ジフテリア菌・百日咳菌・インフルエンザ菌・溶血性レンサ球菌・マイコプラズマ・インフルエンザウイルス・ムンプスウイルス・風疹ウイルス・アデノウイルス等

109	★	飛沫感染患者を他の患者と隔離できない場合は、パーティションなどで仕切り、ベッド間隔を1m以上離すなど、十分な空間的分離をしているか。	資料1
110	★	飛沫感染患者に近づいて（1m以内で）ケアする場合、サージカルマスクを着用しているか。	資料1
111	★	飛沫感染のおそれのある患者移送は極力制限し、必要に応じて患者にマスクを着用させているか。	資料1

■接触感染予防策　　　／　／

病原性大腸菌・MRSA・緑膿菌・セラチア菌・疥癬・赤痢菌・VRE等

112	★	接触感染患者の手が日常的に触れる部位（ベッド柵・テーブル・ドアノブ・手すり等）は、消毒用アルコール等で清拭しているか。	資料1
113		接触感染患者が使用した食器類は、熱水（80℃）で食器洗浄機により十分に洗浄しているか。また、必要なときは次亜塩素酸ナトリウムで消毒しているか。（MRSAの場合、消毒剤を用いたり、使い捨ての食器にしたりする必要はない）	
114		医療器具（体温計・聴診器・血圧計等）は極力患者専用にしているか。	
115	★	患者専用とできない機器等は、使用後は消毒用アルコールで清拭するなどして消毒した上で室外へ持ち出しているか。	資料1
116		MRSA保菌者等の入浴は最後に行っているか。	
117		浴槽使用後は通常の洗剤で洗浄し、その後、熱湯で浴槽・浴室の床を十分に洗い流しているか。	
118		MRSAやVREの排菌患者あるいは出血傾向のある患者に使用するマットレスには、あらかじめ防水性のシーツを敷いているか。	

■透析感染対策　　　／　／

119	★	穿刺、止血、創部のガーゼ交換など侵襲的手技の前後に必ず入念な手洗いを行っているか。なお、前記手技ごとに新しいディスポーザブル手袋に交換しているか。	資料4
120	★	ベッド配置は、感染予防や緊急時の対応などを考慮した配置が必要であり、ベッド間隔を1m以上とっているか。	資料4
121	★	透析に使用する医療器具は患者毎に滅菌したものか、ディスポーザブル製品を使っているか。	資料4

121		［患者の透析ステーションに持ち込んだ未使用薬剤（数回量薬剤バイアルなど）やサプライ（注射器、アルコール等）はその患者のみに使用すべきであり、共通清潔区域に戻すべきでない。また、他の患者に使用すべきではない。鉗子、ハサミその他の使い捨てできない物品は滅菌または適切な消毒がされなければ複数の患者に用いるべきでない。］			
122	★	患者の交代時は、椅子、ベッド、リネン、テーブル、透析装置などを掃除および消毒しているか。 ［透析装置外装は、透析終了ごとに0.5%～1%次亜塩素酸ナトリウム溶液で清拭する。血液付着時は消毒用アルコール（70%イソプロピルアルコールでも可）綿等で拭き取り、水拭きし、その後上記操作を行う。特に機械のつまみなどをきちんと清拭する。］			資料4
123	★	透析中に投与され抗凝固薬やエリスロポエチンなどの薬剤は、透析室から区画された場所で無菌的に準備されているか。			資料4
124	★	B型肝炎ウイルス、C型肝炎ウイルスの新たな感染が起こっていないことを確かめる目的で、前者については、HBs抗原、HBs抗体、HBs抗体の検査を、後者についてはHCV抗体の検査を年2回以上定期的に行っているか。			資料4
125	★	肝炎ウイルス陽性の患者は透析室内の一定の位置に固定して透析されているか。また、できる限り専任のスタッフが治療を担当しているか。			資料4
			/	/	
126		針刺し事故防止のため、原則として注射針のリキャップは行わないようにしているか。			資料1
127		針刺し事故発生時の対応マニュアルはあるか。			資料1
128		スタッフは定期的に健康診断を受けているか。			資料1
129		スタッフは手指に外傷や創がある場合は、創部を覆うなど注意を払い、自らへの感染を防止すると同時に感染を媒介しないよう注意しているか。			
130		スタッフにはB型肝炎等のワクチン接種の機会が提供されているか。			資料1

＊チェック項目の関係法・通知および参考にした資料
【 法 】
法1：医療法第6条の10及び同法施行規則第1条の11
法2：廃棄物の処理及び清掃に関する法律
【通知】
通知1：【平成19年3月30日】良質な医療を提供する体制の確立を図るための医療法等の一部を改正する法律の一部の施行について（医政発第0330010号）
通知2：【平成24年5月10日】「廃棄物処理法に基づく感染性廃棄物処理マニュアル」の改訂について（環廃産発第120510001号）
通知3：【平成23年6月17日】医療機関等における院内感染対策について（医政指発0617第1号）
通知4：【平成15年7月25日】レジオネラ症を予防するために必要な措置に関する技術上の指針（厚生労働省告示第264号）
【資料】
資料1：医療機関における院内感染対策マニュアル作成のための手引き（案）：平成18年度厚生労働科学研究費補助金（新興・再興感染症研究事業）「薬剤耐性菌等に関する研究」（H18－新興－11）分担研究「医療機関における院内感染対策マニュアル作成のための手引き」作成の研究班
　　　（http://www.mhlw.go.jp/topics/bukyoku/isei/i-anzen/hourei/dl/070508-5.pdf）
資料2：医療施設における院内感染（病院感染）の防止について
　　　（平成15年度　厚生労働科学特別研究事業；分担研究者　大久保　憲）
　　　（http://www.mhlw.go.jp/topics/2005/02/tp0202-1a.html）
資料3：ユニバーサルプレコーション実践マニュアル（「医療の安全に関する研究会」安全教育分科会　編・南江堂　発行）
資料4：透析医療における標準的な透析操作と院内感染予防に関するマニュアル（三訂版）
　　　東京女子医科大学血液浄化療法科　秋葉　隆（平成20年3月）
　　　（http://www.mhlw.go.jp/bunya/kenkou/jinshikkan/02.html）
資料5：【平成23年2月8日】院内感染対策中央会議提言（厚生労働省医政局指導課）
資料6：中小病院／診療所を対象にした医療関連感染制御策指針（案）2006：厚生労働科学研究　安全性の高い療養環境及び作業環境の確立に関する研究班
　　　中小病院／診療所を対象にした医療関連感染制御策指針（第2次案2008）
資料7：小規模病院／有床診療所施設内指針（案）2006：安全性の高い療養環境及び作業環境の確立に関する研究班

その他参考資料
・無床診療所施設内指針（案）2006：安全性の高い療養環境及び作業環境の確立に関する研究班
・CDCの透析感染対策エッセンス集（矢野邦夫訳・メディカ出版）
・エビデンスに基づいた感染制御（小林　寛伊・吉倉　廣・荒川　宜親　編、メヂカルフレンド社　発行）
・感染症法に基づく結核の接触者健康診断の手引き（改定第4版）2010年6月
　　（http://www.jata.or.jp/rit/rj/2010sessyokusya4.pdf）

Ⅲ-4　病院給食施設自主管理票

　これは貴院の院内感染対策についての自己点検を目的としたチェックシートです。項目によっては、貴施設に適さない内容も含まれている可能性がありますが、貴院で各項目の内容を十分検討され、適切な院内感染対策にお役立て下さい。

　立入検査当日までに施設側で自己点検・自己記入をお願いします。（適なら［○］、不適なら［×］、貴院に関係のない項目は斜線を記入して下さい。）

　項目の中で、法令に定められている項目には番号の横に"☆"をつけております。

施設名：＿＿＿＿＿＿＿＿＿＿＿＿＿＿＿＿＿＿＿＿＿＿＿

点検者名：＿＿＿＿＿＿＿　職種：＿＿＿＿＿＿＿　点検日：　　年　　月　　日

		点　検　項　目	自己チェック	備考
■運営管理			/	/
1		給食業務の責任体制は院内組織図で明確にされている。		
2		給食業務の分担が明確にされている。		
3		給食委員会が定期的に開催され、検討内容が給食運営に反映されている。		
4		給食委員会には、医師を含む関係職員の出席がある。		
5		給食委員会の議事録が作成されている。		
6	☆	常勤の管理栄養士又は栄養士が配置されている。		
7	☆	インシデント（ヒヤリ・ハット）報告を行い原因分析を行っている。		
8		災害時対応マニュアルが作成され機能している。		
9		事故時対応マニュアルが作成され機能している。		
10		非常用食料等が備蓄されている。		
11	☆	給食業務を委託している施設では、業務委託契約が締結されている。		
12	☆	病院側と受託側の業務分担が明らかにされ、それに基づいた運営がされている。		
■運営管理			/	/
13	☆	給与栄養目標量が算出されている。		
14		給与栄養目標量に見合った食品構成が作成されている。		
15		一定期間の予定献立表が作成され、あらかじめ管理者に承認されて		

15		いる。		
16	☆	給与量が給与栄養目標量を満たしている。		
17		院内で約束食事箋が策定されている。		
18		栄養アセスメントを行う体制が確立されている。		
19		栄養アセスメントにより、栄養管理・評価を行っている。		
20	☆	特別食は医師の発行する食事箋に基づいた献立になっている。		
21	☆	特別食については、医師による指示がなされ、指示事項が明確である。（指示食種と病名に整合性がある。）		
22		献立表が調理場に掲示され、献立どおりに提供されている。		
23		味付けを工夫し、視覚的にも美味しく見えるように工夫している。		
24		調理終了後2時間以内に喫食できている。		
25		標準作業工程表が作成されている。		
26		配膳前に医師・管理栄養士又は栄養士が検食を行い、時刻および所見等を記録し、給食内容に反映している。		
27		残菜調査を毎食後に実施している。（個別把握が望ましい。）		
28		嗜好調査等を定期的に実施している。		
29	☆	夕食時間は18時以降である。		
30		朝食から夕食までの間隔は、10時間程度とっている。		
31		料理に合わせた適切な食器を使用している。		
32		定期的に選択メニューの提供を行っている。		
33	☆	患者及びその家族に対し、適切な栄養指導（個別又は集団）を行っている。		
34		患者別の栄養指導の記録があり活用されている。		
35		栄養指導結果が診察・医療部門に報告されている。		
36		献立表が喫食者にわかりやすく掲示され、栄養成分が表示されている。（熱量、たんぱく質、脂質、食塩等）		
37		調理従事者に対する栄養・衛生管理教育を実施している。		
38		給食管理者の研修を実施している。		
■事務管理			/	/
39		責任者による食材検収（品質、量、鮮度、品温、価格、衛生面、異物の混入等）が行われている。		
40		納品された食材の検収簿が整備されている。		
41		納品された食材に不備があれば、交換・返品・代替等の対応がされ		

41		ている。		
42		原材料の納入に際し、生鮮食品については、1回で使い切る量を調理当日に仕入れている。		
43		原材料の包装の汚染を保管設備に持ち込まないようにしている。		
44		検収は適正に行われている。(計量器等の確認)		
45		倉庫、冷蔵庫、冷凍庫の在庫がきちんと管理できている。		
46		大量に保管しているものについて、在庫量表が整備されている。		
47		給食関係諸帳簿は管理者の承認を受けている。		
■衛生管理			/	/
48		調理従事者等の健康管理及び健康状態の把握を組織的・継続的に行い、調理従事者等の感染及び調理従事者等からの施設汚染の防止に努めている。		
49		調理従事者等は臨時職員も含め、月に1回以上の検便を受けている。(検便検査には、腸管出血性大腸菌の検査を含めること。また、必要に応じ10月から3月にはノロウイルスの検査を含めること。)さらに、陽性者に対する適切な処置を行っている。		
50	☆	職員の健康診断を年1回以上実施している。		
51	☆	職員の採用時の検便・健康診断を実施し、陽性者等には適切な処置を行っている。		
52		給食関係施設内を汚染区域・非汚染区域に明確に区分している。		
53		調理室内の温度・湿度管理が適切に行われている。		
54		ねずみこん虫の駆除は半年に1回以上(発生を確認した時にはその都度)実施されているか。さらに、駆除の記録が1年以上保存されている。		
55		給食関係職員専用のトイレが設置されている。		
56		便所については、業務開始前、業務中及び業務終了後等定期的に清掃及び次亜塩素酸ナトリウム等による消毒を行って衛生的に保っている。		
57		手洗い設備が適切な場所に整備されている。		
58		手洗い設備の石鹸(固形石鹸は不可)、爪ブラシ、ペーパータオル、消毒液は適切に整備されている。		
59		調理に支障がなく、作業効率を高める調理機器が整備されている。		
60		冷蔵庫、冷凍庫の温度管理が適切である。		
61	☆	食器類の洗浄・消毒・保管をする設備があり、適切に機能している。		
62		保存食は、原材料及び調理済み食品を食品ごとに50グラム程度ずつ		

62	清潔な容器（ビニール袋等）に密封して入れ、-20℃以下で2週間以上保存している。		
63	調理施設等の点検表が整備されている。		
64	作業前と作業後に残留塩素の測定を行い、記録簿が整備されている。		
65	中心温度の測定を行い、記録簿が整備されている。		
66	給食関係者の健康チェックを個人別に毎回行い、記録簿が整備されている。		
	集　　　　計	/66	

＊根拠法令及び通知
- 医療法
- 医療法施行規則
- 厚生省令　保険医療機関及び保険医療養担当規則
- 厚生省令　入院時食事療養費に係る食事療養の費用の額の算定に関する基準
- 厚生労働省告示　入院時食事療養の基準等
- 厚生労働省告示　健康保険法の規定による療養に要する費用の額の算定方法
- 労働安全衛生法
- 労働安全衛生規則
- 健康増進法
- 健康増進法施行規則

- 厚生省健康政策局長通知　医療法の一部を改正する法律の一部の施行について
- 厚生省健康政策局指導課長通知　病院、診療所等の業務委託について
- 厚生労働省保険局医療課長通知　入院時食事療養の新設に伴う実施上の留意事項について
- 厚生労働省保険局医療課長通知　入院時食事療養の基準等に係る届出に関する手続きの取り扱いについて
- 厚生省保険局医療課長・歯科医療管理官通知　新診療報酬点数表の一部改正に伴う実施上の留意事項について
- 厚生省衛生局長、医務局長通知　病院給食栄養士業務要領
- 厚生労働省健康局総務課生活習慣病対策室長通知　健康増進法等の施行について（特定給食施設関係）
- 厚生省生活衛生局長　大規模食中毒対策等について（大量調理施設衛生管理マニュアル）

[地域保健シリーズ6]
医療機関立入検査必携

定価　本体2,800円（税別）
平成25年3月　発行

編集者： 古屋　好美
発行者： 篠崎　英夫
発行所： 一般財団法人　日本公衆衛生協会
　　　　〒160-0022　東京都新宿区新宿1丁目29番8号
　　　　TEL(03)3352-4281(代)　　FAX(03)3352-4605
　　　　http://www.jpha.or.jp/

©2013　　　　　　　印刷　大和綜合印刷株式会社
Printed in Japan　ISBN978-4-8192-0236-7　C3047　¥2800E